NEW MEDICAL MANAGEMENT

コロナで変わる「かかりつけ医」制度

社会福祉法人 日本医療伝道会衣笠グループ相談役
武藤正樹 MUTO MASAKI

COVID-19

ぱる出版

はじめに ～【医療の論点！】コロナで変わる、かかりつけ医や総合診療医の在り方をやさしく解説

新型コロナの感染拡大で外来医療が大きな打撃を受けた。コロナ感染第1波の２０２０年３月から5月でなんと70万人もの病院外来患者が減った。コロナ感染を恐れて外来受診の手控えが起きたからだ。診療所の外来も耳鼻科や小児科の外来が壊滅的な打撃を受けた。

しかし、外来患者数は実はコロナの前から減り始めていたのだ。多くの地域で外来患者需要は２０１５年ごろがピークでそれ以降、減少の一途をたどっていたのだ。コロナがこの外来減少をさらに後押ししたと言える。外来需要の減少は日本の人口減少とくに生産年齢人口の減少に関係している。

こうした中、これまで入院病床の機能分化を中心として行われてきた地域医療構想が、新たな局面を迎えている。それは外来医療の機能分化への流れだ。減少する外来需要の中で、外来医療改革が始まった。この流れの中で、２０２2年診療報酬改定で、紹介受診重点病院という紹介患者を基本とする新たな病院類型がスタートした。同病院では紹介状を持たずに来院する外来初診患者には定額負担を課して、かかりつけ医からの紹介受診を促す。

紹介受診重点病院は医療資源重点活用外来という、がん化学療法や放射線療法、日帰り手術を行う、重装備で専門特化した外来の外来全体に占める割合で定義されている。その基準は「医療資源重点活用外来の初診割合が40％以上、再診割合が25％以上」という基準だ。まず外来の中でもこうした重装備の専門的外来を定義化して、その機能分化を図ろうという狙いだ。

こうした外来診療改革の次なるターゲットは**かかりつけ医機能**だ。かかりつけ医機能につい

ては、これまでその定義が明確化されず制度化もされてこなかった。これをたとえば、

◎健康問題の相談から健診に対応できる
◎コロナなどの有事にも対応できる
◎休日・夜間診療に対応する
◎在宅医療を推進する

などの「かかりつけ医機能」を定義する。そして希望する患者を登録する。こうした定義を満たす医療機関をかかりつけ医療機関として法制化した上で、診療報酬でも評価する。

実は、筆者にはかかりつけ医に対する思い入れがある。若いころ国立病院の外科医として働いていた時、当時の厚生省の留学プログラムで1986年から88年までニューヨーク州立大学のブルックリンにある家庭医療科に留学した。留学中はレジデントと一緒に内科を始めとして産婦人科、小児科、ERや精神科、さらには在宅医療も経験した。こうした経験を活かして家庭医になろうと帰国した。

しかし当時の日本では、厚生省の「家庭医に関する懇談会」報告書（1987年）に対して日本医師会が大反対をして、家庭医構想がとん挫した時期だった。このため帰国してからは、家庭医を米国で学んだなどとは口にもできず、留学経験も活かせず、地下にもぐって「かくれ家庭医」として過ごしていた。以来35年の間、かかりつけ医の制度化は、この国では全く顧みられてこなかった。

こうした状況が、コロナですこしずつ変わりつつある。フリーアクセスが看板の我が国で、

コロナ禍ではかかりつけ医機能がまるで働かなかった。こうした事態を受けてかかりつけ医の制度化の議論が再開しつつある。日本プライマリ・ケア連合学会 草場鉄周理事長の「かかりつけ総合医」の考え方や、２０２２年４月の財政制度等審議会分科会のかかりつけ医の登録制の提言などである。

本書はこうした外来医療改革の一環として、紹介受診重点病院とかかりつけ医の最新情報を取り上げた。コロナで変わる、かかりつけ医や総合診療医の在り方を、各国の家庭医制度との比較や、オンライン診療や働き方改革の関係から新しい時代の外来医療を展望した。本書がかかりつけ医の制度化を考える上での一助となれば幸いだ。

２０２２年８月　横浜港南台にて

武藤正樹

コロナで変わる「かかりつけ医」制度●もくじ

第5章 かかりつけ医制度を実現するための10のポイント

第1章
コロナで変わる日本の外来
～始まる外来医療改革～

本章では、コロナで変わる日本の外来医療を見ていこう。2022年3月から5月のコロナ第1波でコロナ感染を恐れて病院外来から患者が消えた。なんとこの時期、70万人もの外来患者が減少した。このため受診遅れで病状が悪化した患者も続出した。しかし、同時に電話再診やオンライン診療による外来診療が一挙に増えた。コロナが外来医療を変えたと言っても良い。

本章ではコロナを契機に始まった外来医療改革を見ていこう。外来医療改革の一つは外来の機能分化によって新たに誕生した「紹介受診重点病院」だ。紹介受診重点病院とは、外来医療改革の中で創設された新たな病院類型だ。200床以上の病院で、がん化学療法や放射線療法、日帰り手術を行うなどの医療資源を大量に投入する外来を一定の割合で有する病院のことだ。

この紹介受診重点病院の基準や定額負担の経緯や、それぞれの地域で紹介受診重点病院を指定するプロセスについて見ていこう。さらに、2022年の診療報酬改定において定められた、紹介受診重点病院の新点数とその要件となった逆紹介割合とその対応について見ていこう。

❶ コロナで変わる日本の外来

新型コロナの感染拡大により、感染不安を抱いた患者の受診手控えが起きた。この結果、服薬中断等により高血圧や糖尿病などの慢性疾患の検査値悪化や、疾患の重篤化が見られた。一方、新型コロナを契機に電話やオンライン通信による診療の利用も増加した。慢性疾患の重症

【図表1-1-1】病院の１日平均外来患者数

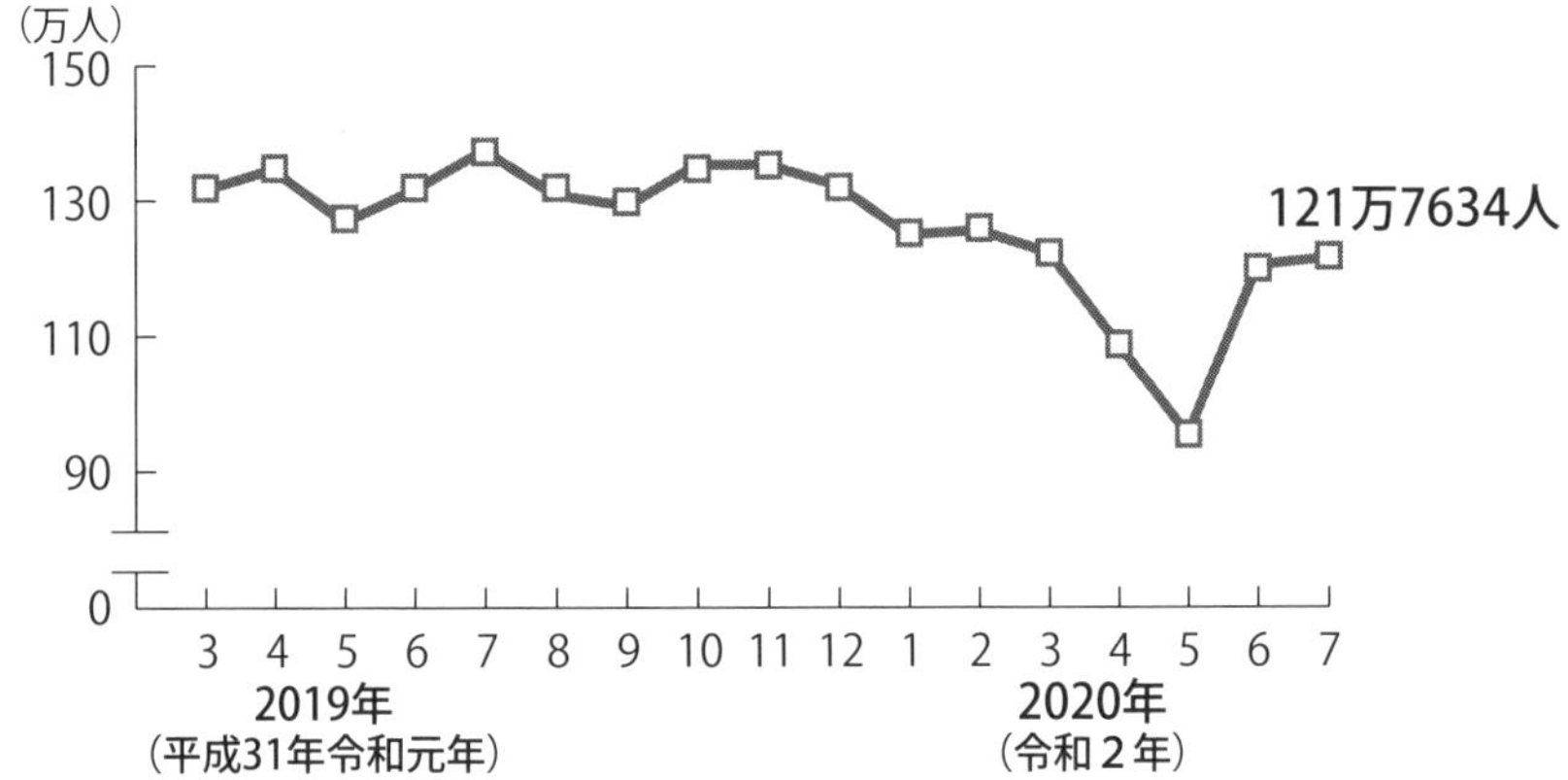

●出典:厚労省病院報告、2020年７月１日より

化予防には医療従事者による電話介入などが効果的であることがわかっている。新型コロナで変わる外来医療を見ていこう。

(1) 新型コロナによる外来患者減

厚生労働省が２０２０年９月に公表した２０２０年5月分の病院報告によると、入院、外来ともに患者数の大幅減少となっていたことがわかった。この患者減少は入院、外来とも２０２０年3月より始まり、(図表１・１・１)で見るように病院外来患者数は２０２０年3月から5月で70万人も減った。これは前年より25%も患者が減ったことを示している。6月からは回復したが、元には戻っていない(図表１・１・１)。

この外来患者減の理由は端的に新型コロナウイルス感染拡大によるものだ。患者側が「新型コロナウイルス感染不安から受診を控える」という受診行動の変化が大きな原因だ。

また新型コロナの感染拡大でがん検診の受診者

も減っている。がんと診断される人は国内で年間約１００万人もいる。進行してがんがみつかると治りにくくなり、治療による体への負担も大きくなる。しかし、２０２０年4、5月には大半の住民検診が中止になった。例年、年間１１００万人にがん検診を実施し、約1万3千人のがんを発見している日本対がん協会が２０２０年8月に実施した調査（42支部中29支部が回答）によると、国が推奨する胃や肺など5種のがん検診を受けた人は、２０２０年3月は前年の約64％。4月は約16％、5月は約8％と大幅に減少した。6月は約35％、7月は約62％と改善した。しかし、6月の調査時に半数以上の支部は、「今年度の受診者が昨年と比べて3割以上減る」と予測した。

（2）受診抑制による病状悪化のアンケート調査事例

患者の外来受診手控えによる、慢性疾患の重症化が懸念された。これを神奈川県保険医協会のアンケート調査から見ていこう。

神奈川県内の開業医や歯科医師でつくる神奈川県保険医協会は、新型コロナウイルスの影響について会員アンケート調査を行った。その結果を２０２０年8月に公表した。アンケートは２０２０年7月20～28日に実施、神奈川県保険医協会の会員６４００人のうち医師５５３人、歯科医師１１４人が回答した。

それによると医師の40％（２２１件）、歯科医師の6割が新型コロナへの不安から受診遅れの患者の重症化例を経験したと回答している。

疾病悪化の事例として多くの医師が挙げたのは、血圧コントロール不良（60件）、血糖コントロール不良（54件）、ぜんそくの悪化（19件）。最も多かったのは高血圧や糖尿病で定期通院する患者の検査値の悪化であった。「コロナが怖くて受診を我慢していた」という患者の申告例も多数あった。また自己判断で服薬を中断したり、薬の間引き飲みをしたりして、久しぶりの来院で数値が悪化していたという例も多かった。

特に深刻な事例としては、「心不全の方で体重増加があったにもかかわらず定期受診日まで待ったために、重度の心不全で緊急入院」、「めまいがあったが受診を控えていた。来院して精査したところ小脳橋角部腫瘍が発見されて入院」、「せきが続いていたがコロナが怖くて受診せず、来院したときには進行性肺がんで厳しい状態」、「難聴に気付いたが、コロナが怖くて受診せず、治療時期を失した人が３人いる」、「帯状疱疹の初期治療の遅れで神経痛が長引く人が増えている」、「扁桃周囲炎を市販薬の服用でしのいでいたが、来院したときには膿瘍形成で切開排膿が必要だった」、「甲状腺の薬を３か月服用せず、甲状腺機能低下で動けなくなった」、「糖尿病の治療中の患者が自己判断による治療薬中断で、ケトン症を起こした例が5件以上もある」という回答があった。また薬が切れているはずなのに患者が受診しなかった事例も71件あった。

こうした経験は筆者にもある。２０２０年8月ごろ、著者の勤務する横須賀の衣笠病院で外来をしていたとき、コロナが怖くて半年も病院に来ることができなかったという糖尿病の患者さんが来院された。なんとHbA1cが8％まで上がっていた。薬が切れて2か月になるという。大急ぎで処方箋で糖尿病薬を処方した。

神奈川県保険医協会副理事長の湯浅章平医師は、「潰瘍性大腸炎やてんかん発作など、自己判断で薬をやめてはいけない疾病がある。命に関わる大きな問題になる」と指摘する。

歯科医師からは、歯周病の悪化や虫歯の進行により抜歯する事例などが挙げられた。同協会はアンケートを踏まえ、医療機関への経済支援策や県民に安心して受診するよう広報することなどを県に要望した。

（3）新型コロナと電話再診、オンライン診療

こうした事態に厚労省も手をこまねいていたばかりではない。電話再診やオンライン診療により、外来の対面受診をせずとも診察や処方を行える道を切り開いてきた。

これは2020年2月25日に政府が決定した「新型コロナウイルス感染症対策の基本方針」で、「高齢者や基礎疾患を有する者等に対する継続的な医療・投薬等については、感染防止の観点から、電話による診療等により処方箋を発行するなど、極力、医療機関を受診しなくてもよい体制をあらかじめ構築する」とした。

そして2020年4月から臨時的、時限的ではあったが、電話やオンライン診療を初診から解禁した。これにより電話やオンライン診療が増加した。特にオンライン診療の中でも電話再診は激増した。日本医師会の病院120施設、診療所533施設を対象とした「新型コロナウイルス感染症対応下での医業経営状況等アンケート調査（2020年3～4月分）」によると、電話再診はこれまで特に病院ではほとんど実施されていなかったが、2020年4月に入って算定回数が前年度比で約1・2万倍（11・717％増）と大幅に増えた（図表1-1-2）。実際にアンケートでも電話等再診が「大幅に増えた」と回答した施設は約4割、「増えた」と回答した施設は約7割と多くの医療機関が増加傾向を回答している。

【図表1-1-2】電話等再診 算定回数

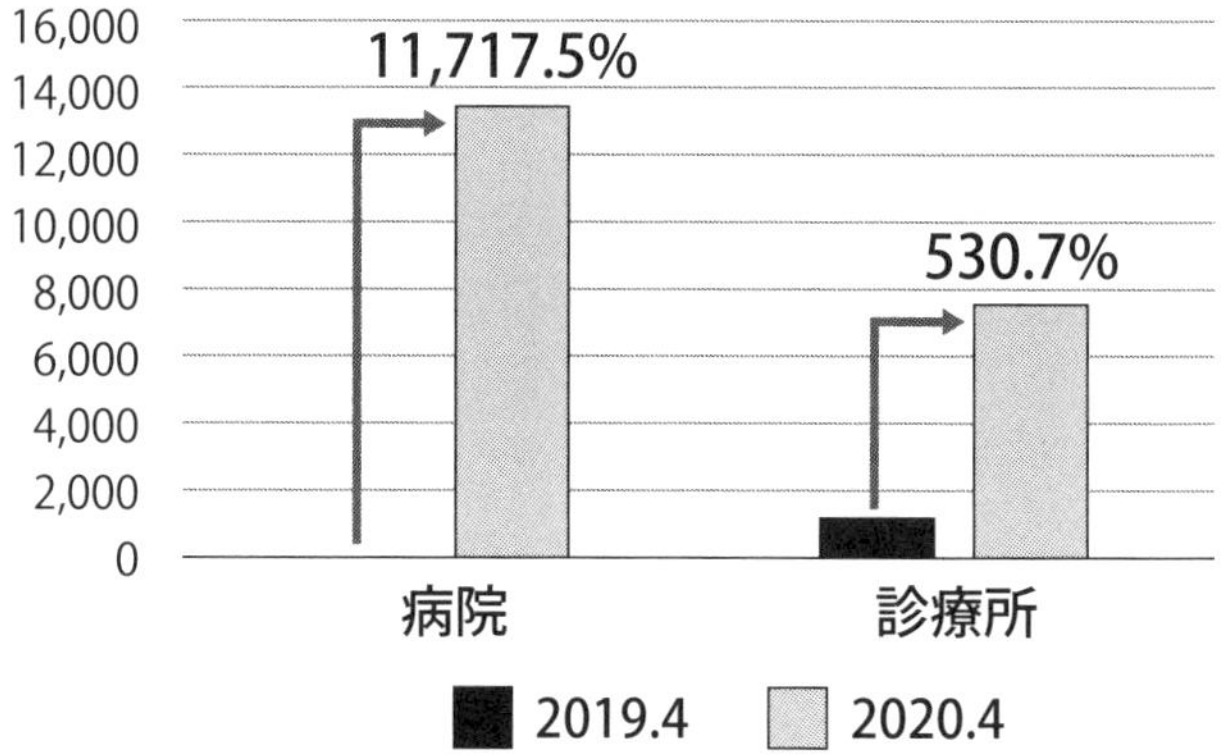

●出典：日本医師会「新型コロナウイルス感染症対応下での 医業経営状況等アンケート調査（2020年3〜4月）より

それだけコロナ禍中で患者が非対面型の診療ツールを求めていることが明らかになった。

こうした電話再診やオンライン診療がもっと周知されていれば、前述のような外来受診をコロナで差し控えることによる慢性疾患の重篤化を防ぐことはできたのではないかと考えられる。

（4）電話再診が重症化予防に効果的

実は平時においても、電話再診が慢性疾患の重症化予防に効果的なことが証明されている。米国の事例だが、高血圧患者に対し、家庭での血圧測定に加えて電話で治療介入した結果、心筋梗塞や脳卒中などの心血管イベントによる死亡の発生率が抑制される傾向が認められた。この研究報告は、「Hypertension」の2020年8月31日オンライン版に掲載された。イベント発生率が減ることに伴い、トータルの医療コストも低下するという。

米国の医療サービス機関であるHealth Partners Institute のKaren Margolis 氏らは、ミ

ネソタ州内16カ所のプライマリケア医の高血圧患者のうち、血圧が140/90mmHg以上（糖尿病や腎疾患がある場合は130/80mmHg以上）のコントロール不良患者450人を、通常医療群（222人）と、電話による介入群（228人）に無作為に分けて追跡し、心血管イベントの発生率と医療コストを、両方の群で調べて比較した。

電話による介入群では薬剤師が家庭血圧の測定結果を遠隔モニタリングし、患者へ電話をかけて、副作用の確認、生活習慣の助言、および必要に応じて処方薬変更の提案などを行った。電話連絡は、介入開始から半年間は2週間ごと、その後は2カ月ごとに、介入開始から1年が経過するまで続けられた。心血管イベントは、一次エンドポイントとして、非致死性心筋梗塞、非致死性脳卒中、心不全入院、心血管死の複合エンドポイントを設定。二次エンドポイントには、これらに冠動脈血行再建術を加えた。

介入開始から18カ月間、電話介入群の血圧は通常医療群に比べて7〜10mmHg低値で推移した。介入開始後5年間で、電話介入群では心血管イベントが、10人に15件（心筋梗塞5、脳卒中4、心不全5、心血管死1）起きたのに対し、通常医療群では19人に26件（心筋梗塞11、脳卒中12、心不全3）起きた。これら一次エンドポイントの発生率は同順に4・4%、8・6%であり、オッズ比0・49（95%信頼区間0・21〜1・13、P＝0・09）だった。冠動脈再建術は電話介入群で2件、通常医療群で10件発生し、二次エンドポイントの発生率は5・3%、10・4%、オッズ比0・48（95%信頼区間0・22〜1・08、P＝0・08）だった。

医療コストに関しては、電話介入群では介入のために患者1人当たり1511ドル（約

1万6000円）多く費用が発生したが、心血管イベントの治療費の抑制効果がそれを上回り、トータルでは通常医療群に比べて約1900ドル（約2万円）も少なかったという。

新型コロナによる外来の受診抑制と慢性疾患の悪化の現状を振り返ってみた。同時にこの対策として、電話再診やオンライン診療が、とくに病院で増加している現状についても見た。

新型コロナを契機に、病院や診療所の外来の在り方が大きく変わるだろう。平時における外来レベルでの電話介入やオンライン診療やオンラインによる患者モニタリングを、もう一度見直してはどうだろうか。ウイズコロナの時代、外来における慢性疾患の重症化予防策である疾病管理には、対面による介入と並行して電話やオンライン診療による医師、看護師、薬剤師、栄養士など医療従事者の介入が有効だろう。

コロナは外来医療を見直す契機となった。

〈参考文献〉

神奈川県保険医協会「新型コロナウイルス感染拡大に伴う緊急アンケート（第3弾）最終集計　2020年8月11日

Karen L Margolis　et al.　Cardiovascular Events and Costs With Home Blood Pressure Telemonitoring and Pharmacist Management for Uncontrolled Hypertension（制御されていない高血圧に対する家庭血圧の遠隔モニタリングと薬剤師管理による心血管イベントとコスト）　Hypertension　2020 Oct;76(4):1097-1103.

❷ 外来医療の機能分化
~外来版地域医療構想~

これまで地域医療構想の中で進んできていた「病床の機能分化」に加えて、「外来医療の機能分化」に関する議論が活発化している。

地域医療構想とは、医療計画の一環で、２０１４年の医療法の改正からスタートしている。地域医療構想では、病床の機能区分を「高度急性期」「急性期」「回復期」「慢性期」を医療資源投入量から４つの区分に分けることから始める。そして将来人口推計をもとに２０２５年に必要となる病床数（病床の必要量）をこの区分ごとに推計した上で、地域の医療関係者の「協議の場」を通じて病床の機能分化と連携を進め、効率的な医療提供体制を実現する取り組みのことだ。

この入院病床の機能分化に対して、２０２１年の医療法の改正では、外来医療の機能分化が取り上げられた。この外来医療の機能分化でもまず外来医療をいくつかの機能区分に分けることから始まる。外来医療には「比較的状態の安定した慢性疾患患者への内服治療」から「手術後のがん患者に対するがん化学療法」、「外来での日帰り手術（デイ・サージャリー）など医療資源を重点的に活用する重装備の外来、さらにかかりつけ医機能を持つ外来、在宅医療の外来など様々な外来がある。

このため、まず医療資源を重点的に活用する外来の機能区分の定義を決めて、そうした外来を有する医療機関を地域の協議の場で特定することから始めることになった。これはいわば入院版の地域医療構想に対応した外来版の地域医療構想とも呼べる。本項ではこの議論の経緯を追っていこう。

(1) わが国の外来

本題に入る前に日本の外来医療の現状と課題をおさらいしておこう。わが国の外来患者数は２０１９年の患者調査によれば、１日７２０万人である。一方、病院入院患者数は１３０万人、外来患者数と入院患者数の合計は８５０万人である。外来患者数は全患者数の約85％を占める。そして７２０万人の外来患者数のうち医科診療所を受診する者は４２０万人、病院外来を受診する者は１６３万人である。外来医療費の規模は、２０１８年の国民医療費で見ると、入院医療費17・３兆円に対し外来医療費14・６兆円にも達している。外来患者の傷病別割合を見ると病院、診療所ともに循環器系疾患、筋骨格系疾患が上位2位を占める。ただ新生物（がん）については病院外来が8割を占めていて病院外来の比率が高い。一方、小児は診療所外来に多い傾向にある。次に今後の外来患者数の将来推計を見ていくと、これからは65歳未満の人口が減ることもあって、外来患者数は減る一方だ。一方65歳以上人口の外来患者数は２０４０年まで増え続ける（図表1－2－1）。

しかし一方、外来をその需要から見ると、地域によってその需要は様々だ。とくに人口減少が始まっている地方ではその需要は減少している。図表1－2－2で二次医療圏別の外来需要を見ると、多くの地方では２０１５年にすでに外来需要がピークアウトしている。

【図表1-2-1】年齢別の推計外来患者数の推移

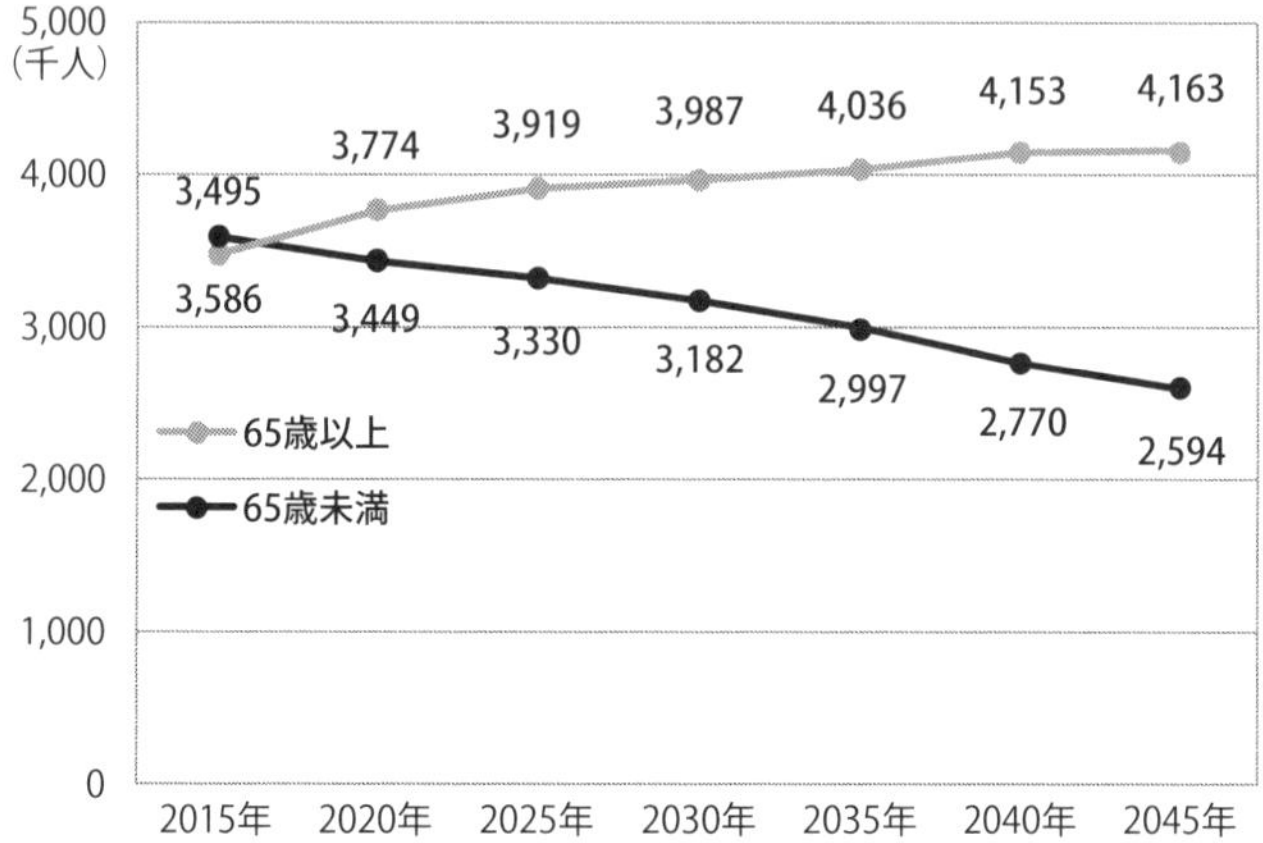

※社会保障審議会医療保険部会資料（2020年11月）
●出典：2017年患者調査と国立社会保障・人口問題研究所日本地域別将来推計人口推計より

また外来を担う医師数の地域偏在も甚だしい。医師は都市部に偏在する。こうした外来の医師偏在に対して、厚生労働省は2019年3月に「医師確保計画策定ガイドライン」と「外来医療に係る医療提供体制の確保に関するガイドライン」などの一連の外来医療計画の策定を都道府県に指示した。その中で、外来医療の偏在・不足を2次医療圏単位で可視化した「外来医師偏在指標」を定めた。この2次医療圏別の外来医師偏在指標によると、外来医師多数地域のトップ2次医療圏は東京都区中央部医療圏（千代田区、中央区、港区、文京区、台東区）で指標は192・3、最下位の福島県相双医療圏で48・1でその格差は約4倍に達する。

（2）全世代型社会保障検討会議

さてこうした外来医療問題について最初に議論のスタートを切ったのは、2019年12月の全世代型社会保障検討会議（議長安倍晋三内閣総理大

【図表1-2-2】二次医療圏ごとの外来患者推計のピーク

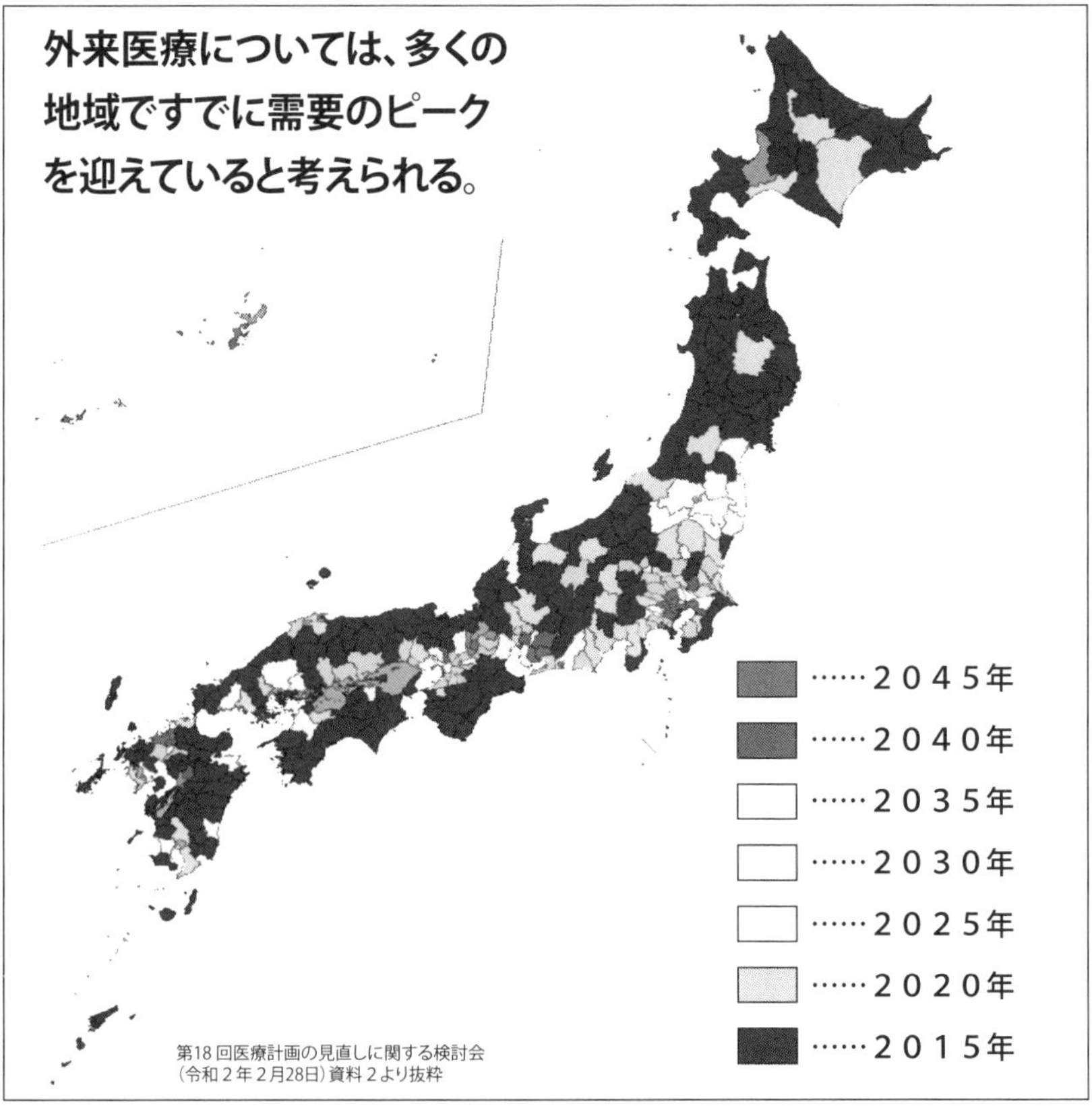

【出典】
・国立社会保障・人口問題研究所「日本の地域別将来推計人口（平成30年推計）」
・厚生労働省「平成29年患者調査」
【データ加工】
・産業医科大学公衆衛生学教室「地域別人口変化分析ツールAJAPA」
※「地域別人口変化分析ツールAJAPA」による推計方法
患者調査で把握できる都道府県・性・年齢階級・傷病別の受療率が将来も継続すると仮定し、将来推計人口の通り人口構造が変化した場合の患者数増減を推計している。2010年を100としたときの患者数を示している。）
※福島県については、国立社会保障・人口問題研究所「日本の地域別将来推計人口（平成30年推計）」において、東日本大震災の影響により市町村別の人口推移等を推計することが困難との理由からデータが掲載されていないため、着色していない。

臣、以下検討会議）の中間報告だ。この検討会議の目指すところは、これまでの高齢者の年金や医療介護に給付が偏重していた社会保障制度を見直し、子育てや教育まで全世代への給付に拡大するということにある。またもう1つの狙いは、その負担についても年齢に関係なく「広く薄く」拡大させることにある。

このため検討会議の中間報告の医療に関する項目で、「後期高齢者であっても一定所得以上の方については、その医療費の窓口負担割合を2割とすること」、そして「大病院への患者集中を防ぎかかりつけ医機能の強化を図るための定額負担の拡大を行うこと」を提言している。こうした検討会議中間報告を受けて、外来医療の機能分化について、２０２０年夏までに以下の会議体において審議を進めた。大枠の審議は主に社会保障審議会医療部会と保険医療部会が行う。外来医療は地域医療構想とも関連するところから、社会保障審議会医療部会は「医療計画見直し等検討会」とも連携を行う。また社会保障審議会医療保険部会では、外来の定額負担の制度設計を行い、具体的な議論は中医協において審議することにした。

（3）紹介状のない患者の外来定額負担

まず検討会議の紹介状のない患者が大病院を受診した際の、「定額負担」の徴収について見ていこう。定額負担は、２０１６年からすでに特定機能病院や地域医療支援病院では義務化されている。２０２０年4月時点でその対象病院は「特定機能病院」と「許可病床２００床以上の地域医療支援病院」で、合計６６６病院である。なお現在、定額負担の額は、初診５０００円以上（歯科３０００円以上）、再診２５００円以上（同１５００円以上）とされている。

それを検討会議の中間報告では対象病院を「病床数200床以上の一般病院に拡大する」ことを方向性として示した。実際に200床以上の一般病院は1354病院で全病院数8400のおよそ16%に及ぶ。定額負担拡大の狙いについて、前述のように「中間報告」は、「大病院への患者の集中を防ぎ、かかりつけ医機能の強化を図る」などとしている。

以前より厚労省は、大病院と中小病院の境界を200床としていた。今回もその方針が貫かれたと言える。ただ200〜300床の一般病院が「大病院」と言えるかどうかには問題がある。この規模の病院で専門性が高く、外来も重装備である病院がある一方、地域によってはこうした中小病院の外来がかかりつけ医の機能を果たしているところもある。こうしたことから一律の定額負担の義務化は、病院の外来の縮小を招来し、患者の外来通院先が確保できなくなるなど、地域医療にひずみを生じさせるおそれもある。

この論点については、2020年1月の社会保障審議会医療部会でも、外来機能の明確化について、

「病院の機能分化・連携の在り方についての議論の場が必要ではないか。外来機能についても、そこで議論を行うべきではないか」

「200床というのは中小病院であり、ケアミックスや回復期、地域のかかりつけ医のような機能を果たしているところも多い。大病院・中小病院などの定義が明確ではない中で『規模』の議論をするのではなく、『機能』の議論をするべきではないか」

といった指摘が相次いだ。

（4）医療計画の見直し等に関する検討会

以上のような意見を受けて、「外来機能」の議論が「医療計画の見直し等に関する検討会」（座長：遠藤久夫・国立社会保障・人口問題研究所所長）で2020年2月より始まった。

論点は、

①外来機能の明確化

②かかりつけ医機能の強化

③外来医療のかかり方に関する国民の理解の推進

の3つだ。外来化学療法など、医療資源を重点的に活用する外来については、その機能を明確化する。その一方、かかりつけ医機能の強化も図るなどして、機能分化を進め、その枠組みをいかに国民に周知し、理解を得るかも課題となる。

ここでは、①の外来機能の明確化について見ていこう。

さて前述したようにわが国の外来患者数は1日あたり720万人で、医科診療所を受診する者は420万人で約6割、病院を受診する者は163万人で約2割を占める。そしてその機能も、「比較的状態の安定した慢性疾患患者への内服治療」、「手術後のがん患者に対するがん化学療法」、「外来での日帰り手術（デイ・サージャリー）とそのフォローアップ」などさまざまである。

このうちまず、がん化学療法や日帰り手術など「医療資源を重点的に活用する外来」について、医療機関ごとにその機能を明確化し、地域で機能分化・連携を進めていく枠組みを検討することになった。

とくに人口減少の始まった地方では、「医療資源を重点的に活用する外来」を「どの医療機関でも実施できる」ように整備することは不可能だ。一定の医療機関に「重点化・集約化」していくことが必要となる。また「どの医療機関が『医療資源を重点的に活用する外来』を行っているのか」を患者・国民にわかりやすく情報提供していくことも必要となる。

外来患者が減少する中、それぞれの医療機関が重装備の外来を維持していては、患者の奪い合いになり、共倒れになりかねない。このため医療資源を重点的に活用する外来については、集約化の方向で考えることが、今後の外来医療の持続性には必要だ。こうした機能分化と集約化は今までは入院病床について議論されていたが、これからは外来医療についても議論すべき課題となる。

（5）医療資源を重点的に活用する外来

こうした経緯から、2020年3月の医療計画等の見直し検討会では、厚労省医政局総務課の高宮裕介企画官から以下の説明がなされた。「医療資源を重点的に活用する外来」を明確にした上で、各医療機関から「自院でどのような外来医療機能を果たしているか」の報告を都道府県が受け、「集約化、明確化へ向けて地域で協議していく」というイメージが示された。これはちょうど地域医療構想においての病床機能報告制度と、それに基づく地域医療構想調整会議での審議というプロセスを外来機能にも当てはめようとする考え方だ。いわば外来医療版の地域医療構想の考え方と言える。こうした方向性の中で、まず医療資源を重点的に活用する

外来の類型として以下が示された。類型は、以下の3つ、

①入院手術等に関連した入院の前後の外来
②高額な医療機器・設備を必要とする外来
③専門性の高い医療人材を要する外来

の3類型である。以下にその詳細を見ていこう。

・類型①「入院の前後」の外来

これは入院手術等に着目した外来類型で、入院の前後の外来機能だ。たとえば、がんの手術前の術前検査や手術後の外来化学療法などの、一連のエピソードでまとめられる入院関連の外来機能だ。

また短期滞在手術も該当する。具体的には以下の算定を行い、該当する「入院」の前後30日間の外来である。手術（診療報酬のKコード）の算定、処置（Jコード）のうち「DPCで出来高算定可能なもの」（1000点以上）を算定、麻酔（Lコード）を算定、DPC算定病床の入院料区分、短期滞在手術等基本料2・3を算定する外来だ。

・類型②「高額等の医療機器・設備」を必要とする外来

これは化学療法、放射線治療など高額な処置に注目した外来類型で、高額の医療機器・設備を必要とする外来だ。具体的には以下の算定を行う外来だ。外来化学療法加算、外来放射線治療加算、短期滞在手術等基本料1550点以上の検査（Dコード）、画像診断（Eコード）、処

置（Ｊコード）（地域包括診療料において包括範囲外とされている脳誘発電位検査、ＣＴ撮影など）、手術（Ｋコード）を算定、病理（Ｎコード）など。

・類型③「特定の領域に特化した知見を有する医師・医療人材」を必要とする外来

これは専門性の高い医療人材に注目した外来類型で、具体的に以下のような算定を行う外来だ。ウイルス疾患指導料の算定、難病外来指導管理料の算定。

これらの「医療資源を重点的に活用する外来」の実施状況を「レセプト情報・特定健診等情報データベース」（ＮＤＢ）を用いて、外来全体で占める割合を見てみると、外来全体に占める「医療資源を重点的に活用する外来」の割合が30％以上の施設は、医療機関全体（病院・診療所）では5％にとどまる。

しかし、病院では病床規模の大きさによりその占める割合は２００床以上の病院から大きくなり５００床以上では56％に達している。このように医療資源を重点的に活用する外来機能は、病床規模と一定の相関があると言え、紹介状なし外来受診患者からの特別負担徴収義務を２００床以上に拡大の方向性とも一致していると言える。

しかし、「医療資源を重点的に活用する外来」の提供状況は地域によっても大きく異なることに注意が必要だ。たとえば、地域医療支援病院による「医療資源を重点的に活用する外来」シェアを見ると、人口規模の小さな地域であれば、病院数が限られるために、1病院に患者が集まり外来シェア率が高くなる。しかし、大都市で大規模病院が多数ある地域では、1病院あたりの外来シェア率は低くなる。このように病院が立地する条件で、一律の外来集約の基準を示すことはむずかしい。

さて入院病床に関する地域医療構想は２０２５年が目標年である。地域医療構想の場合は２０２５年のあるべきビジョンから出発した。すなわち高度急性期、急性期、回復期、慢性期のそれぞれの病床機能をレセプトデータをもとに推計し、２０２５年の病床シミュレーションを行った。

・外来医療でも同じ手法で行ってはどうだろう？

・医療資源を重点的に活用する外来の資源投入量、比較的状態の安定した慢性疾患患者への内服治療の外来の資源投入量を定義して、それから２０２５年の人口動態に合わせて2次医療圏別の外来必要量を推計してはどうだろう？

・こうした２０２５年の外来医療構想（ビジョン）から現状の外来医療を振り返ってみてはどうだろう？

人口減の地方ではすでに外来医療の需要もピークアウトしている。外来需要が減少し、働き手も減少する、２０２５年のあるべき外来医療ビジョンを明確にすることが、現状の外来機能を振り返る上で重要だ。

❸ 紹介受診重点病院のスタート

２０２１年12月21日に開催された厚労省の「第8次医療計画等に関する検討会」の下部組織「外来機能報告等に関するワーキンググループ」（座長：尾形裕也・九州大学名誉教授）で、外来地域医療構想における「医療資源を重点的に活用する外来（以下、医療資源重点活用外来）」の基準の最終案が公表された。

また同外来を有する病院の名称も「紹介受診重点医療機関」と決まり、いよいよ２０２２年9月より始まる、外来機能報告制度における新たな病院類型の詳細が見えてきた。ここでは、外来機能報告制度における医療資源重点活用外来と、紹介受診重点病院の意義と制度の詳細について見ていこう。

（1）医療資源活用重点外来の基準

厚労省は医療資源を重点的に活用する外来の「基準」について、専門家などによるワーキンググループを設置して検討することとした。これが冒頭の「外来機能報告等に関するワーキンググループ」である。このワーキンググループで、まず医療資源活用重点外来の基準の検討が行われた。外来機能報告は外来における地域医療構想の一環で、入院における地域医療構想と同様、外来機能を報告した上で、外来の機能分化と連携を地域医療連携会議のような「協議の場」で協議することになっている。

入院における地域医療構想では、ナショナルレセプトデータベース（ＮＤＢ）から資源投入量の多い順に、高度急性期、急性期、回復期病床などの機能区分を定めて報告を行い、地域医療構想調整会議の場で協議の上、病床機能分化と連携を実施することにしている。

外来地域医療構想でも同様で、ＮＤＢをもとに医療資源重点活用外来を抽出する。抽出するのは、前項で述べたように以下のような３類型の外来だ。

①医療資源を重点的に活用する入院の前後の外来

例としては、がんの手術のために入院する患者の外来における、術前・術後のフォローアップ外来。

②高額の医療機器・設備を必要とする外来

例としては、外来化学療法、外来放射線治療、短期滞在手術など。

③特定の領域に特化した専門外来

その詳細については前項で紹介した。

（2）紹介受診重点医療機関

今回、医療資源活用重点外来を有する、新たな医療機関類型の基準もワーキンググループにより明確にされた。新たな医療機関類型では、医療資源重点活用外来の初診・再診に占めるシェア割合で示すことになった。そのシェア割合の基準が、「初診40％以上、かつ再診25％以上」と決まった。また紹介率・逆紹介率についても「紹介率50％以上、かつ逆紹介率40％以上」が参考指標として加わった。この新たな類型の医療機関の名称も「**紹介受診重点医療機関**」と決まった。

次にNDBデータから、実際に紹介受診重点病院が現状どれくらいあるのかを見ていこう。まず病院の中で、今回の基準で医療資源重点活用外来が「初診40％以上、かつ再診25％以上」の基準を満たす病院を図1－3－1で見てみよう。

図表1－3－1によると、「初診40％以上、かつ再診25％以上」の基準を満たすのは、特定機能病院と地域医療支援病院を除く200床以上の病院では平均40％を占めていた。この割合は病床数により異なり、500床以上では72％にも達している。さらに地域医療支援病院は82％、特定機能病院では81％に達している。

しかし、逆に見るとこれは地域医療支援病院のうち18％、特定機能病院の19％が基準を満たさず、今回の紹介受診重点病院からはずれることを意味する。こうしたことから「第8次医療計画等に関する検討会」では、「地域医療支援病院・特定機能病院の在り方を早急に検討すべき」という指摘も出ている。つまり新たな基準でこれらの病院類型の見直しをかける必要があるとの意見だ。

次に参考指標ではあるが、紹介率・逆紹介率の基準「紹介率50％以上、かつ逆紹介率40％以上」について見ていこう。国の基準である医療資源重点外来の初診に占める割合が40％以上で、かつ再診に占める割合が25％以上ある病院の紹介率・逆紹介率の分布を見た。それによると国の基準を満たす60病院のうち紹介率50％以上の病院は35％であった。また同じ60病院のうち逆紹介率40％以上を満たす病院は65％であった。このためたとえ国の基準を満たしても、紹介率・

【図表1-3-1】初診の外来に占める「医療資源を重点的に活用する外来」の割合が40%以上で、かつ、再診の外来に占める「医療資源を重点的に活用する外来」の割合が25%以上である医療機関の分布

初診の外来に占める「医療資源を重点的に活用する外来」の割合が40%以上で、かつ、再診の外来に占める「医療資源を重点的に活用する外来」の割合が25%以上である医療機関の場合 ＝ 初診の外来に占める「医療資源を重点的に活用する外来」の割合が40%以上で、かつ、再診の外来に占める「医療資源を重点的に活用する外来」の割合が25%以上である医療機関の施設数 ／ 施設数全体

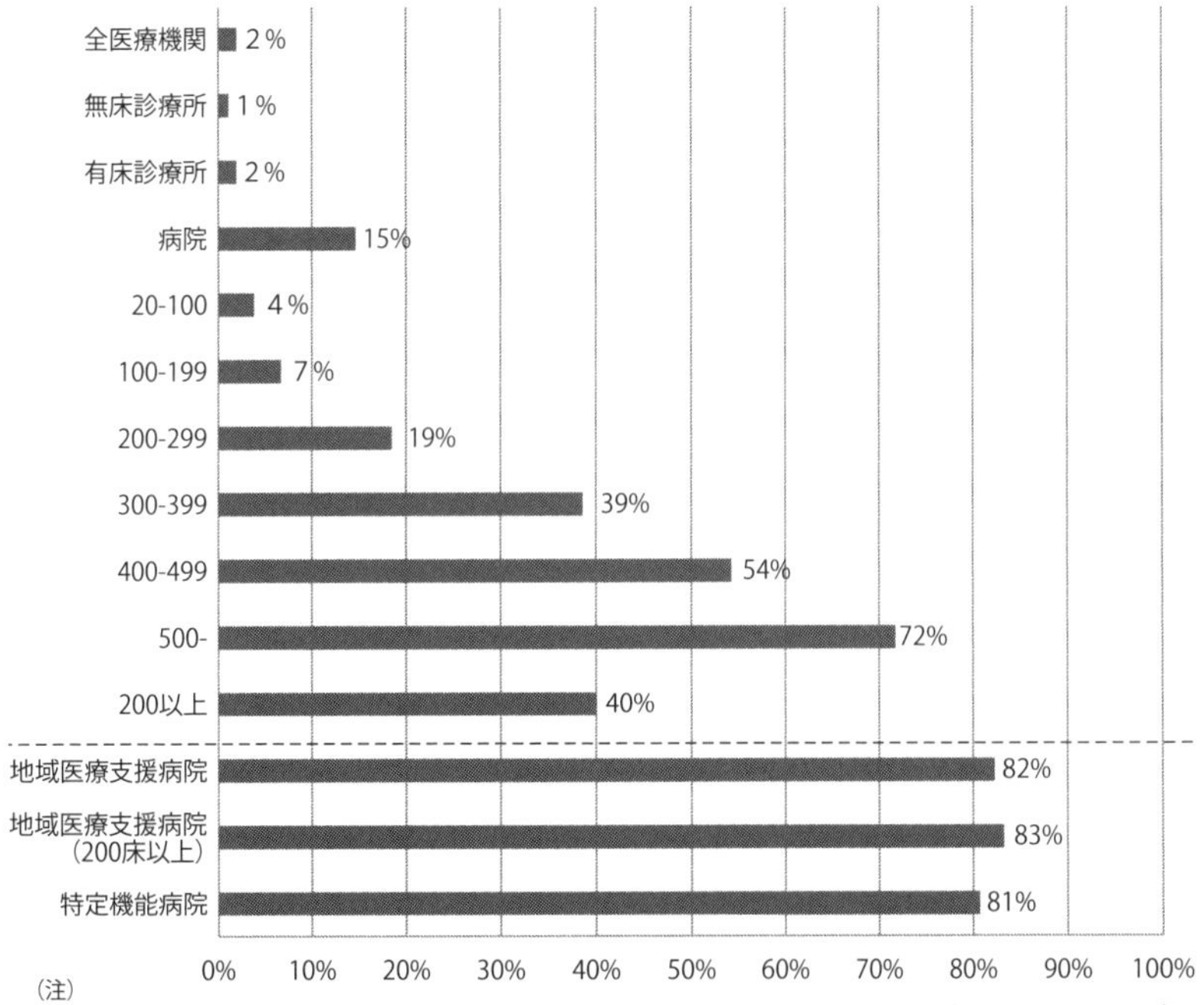

（注）
・外来受診回数ベースでの集計（ただし、同日に同一の医療機関を複数回受診した場合は同日再診としてカウントしない）
・2019年度１年間での集計。外来受診の中には在宅での受診を含まない。
・精神科病院を除いて集計している。
・病床数は許可病床数
●出典：レセプト情報・特定健診等情報データベース（NDB）より医政局において作成
※令和３（2020）年10月20日外来機能報告等に関するワーキンググループ資料より

逆紹介率のハードルは高いと言える。

（4）紹介受診重点病院の定額負担

次に、200床以上の紹介受診重点病院では、紹介状を持たずに受診した場合には、選定療養の扱いで定額負担の徴収を義務化することが、社会保障審議会保険医療部会において決まっている。この経緯について見ていこう。

これまでも大病院への患者集中を避けるために、大病院における紹介状なしの初診患者・再診患者への定額負担は行われていた。すでに2016年からは特定機能病院や地域医療支援病院では義務化されている。そして2020年4月時点でその対象病院は、「特定機能病院」と「許可病床200床以上の地域医療支援病院」に拡大し、現在は合計666病院がその対象となっている。

なお定額負担の徴収額は調査によると、病院では初診では5000円～6000円、再診では2500円～3000円に集中している。なお徴収額の最大は初診は1万1000円、再診は8800円となっている。また徴収額が多くなればなるほど、紹介状なしで来院する外来患者は減っていく。

さてこうした定額負担について、2019年12月の全世代型社会保障検討会議の中間報告では対象病院を、「病床数200床以上の一般病院に拡大する」ことを方向性として示した。実際に200床以上の一般病院は1354病院で全病院数8400のおよそ16％に達する。

ただ200床以上の病床数をもって大病院と定義するのには異論もある。200床規模の病院は一般病床以外に地域包括ケア病棟や回復期リハビリ病棟、療養病棟などを持つケアミックス型病院も多い。また地域のかかりつけ医機能を持つ外来型の病院も多い。

このため社会保障審議会医療部会では、２００床以上病院でも、すべての病院ではなく今回の医療資源重点外来の基準を満たす紹介受診重点病院に限定することとした。すなわち２００床以上の紹介受診重点病院に対して定額負担の徴収を義務付けることにした。これによって今後、特定機能病院と地域医療支援病院を除く「その他」の２００床以上～３９９床未満病院と５６４病院と、４００床以上の病院１２４病院、合計６８８のうち、先述のＮＤＢのシミュレーションによる４割程度、２７０病院程度が紹介受診重点病院となり、定額負担の適応病院候補となる見込みだ。

（5）外来機能報告と地域医療連携会議

さて２０２２年度から始まる紹介受診重点病院・診療所の指定の流れは以下のようである。まず２０２２年4月より国が対象医療機関を先述のＮＤＢデータに基づき、「初診40％以上、かつ再診25％以上」基準に照らして対象医療機関の抽出を行う。

そして２０２２年９月から、都道府県がこの対象医療機関に病床機能報告と合わせて外来機能報告の提出を依頼し、その提出期限を10月31日とした。そしてその報告をもとに２０２３年1～３月に各都道府県の地域医療連携協議会などの「協議の場」で、紹介受診重点病院・診療所の指定について協議した上で、都道府県がその指定を行い、その医療機関名を公表することとした。

さて紹介受診重点病院となるかどうかは、各病院の手上げ方式による意向確認で行う。病院によっては国の基準を満たしていても、手上げしない場合もありえる。また基準を満たしていなくとも協議の場で必要性をみとめれば指定を行うこともできる。こうした議論は地域の協議の場である地域医療連携協議会などで協議することになる。

地域医療連携協議会では、医療資源重点活用外来データの確認、医療機関の手上げによる意向確認、紹介率・逆紹介率の勘案、そして地域特定について協議を行う。とくに地域特性については、病院における医療資源活用重点外来のシェア率が地域によって性格が異なる点に留意が必要だ。

たとえば人口規模の小さな地域であれば、病院数が限られるために、特定の病院の外来に患者が集まり、外来シェア率は40％を簡単に超すことができる。しかし、大都市で大規模病院が多数ある地域では、1病院あたりの同外来シェア率は低くなる。このように病院が立地する条件で、シェア率もそれぞれの地域により異なる。

また医療資源の乏しい地域では、基幹病院の外来が同時にかかりつけ医としての機能も持ち合わせていることがある。たとえば、紹介受診重点病院に手上げしている病院に地域で一つしかない小児科があるとする。そうした場合、紹介受診重点病院の指定は病院単位なので、地域のかかりつけ医機能を果たしていた小児科も同時に定額負担の対象となってしまい、受診ハードルが上がる。こうした場合にはあえて病院が紹介受診重点病院にならないという選択肢もありうる。

また逆に国の初診、再診の医療資源重点外来割合に基準を満たしていないが、紹介率、逆紹介率は大幅に満たしている病院もあるかもしれない。こうした病院が紹介受診重点病院を手上げした場合には同様に協議の場で検討を行うことになる。

以上、新たにスタートする紹介受診重点病院について見てきた。新たな紹介受診重点病院については、上記以外にも今後検討しなくてはいけないいくつかの課題もある。一つは、医療資源重点外来を持つ専門性の高い外来を行う診療所外来の扱いである。また現在の国の基準では、救急医療、透析医療、高額医薬品を使う外来は、医療資源重点活用外来に含まれていない。これらの外来についても制度施行後に検討が必要だ。また紹介受診重点病院に専門医志向の高い若手の医師が集まって、医師偏在を助長するという懸念もある。こうした課題についても今後検討していく必要がある。

〈参考文献〉
厚生労働省外来機能報告等に関するワーキンググループ「外来機能報告等に関する報告書」より（２０２１年12月17日）

❹ 紹介なし患者の初診料からの保険外し

2020年11月19日の社会保障審議会医療保険部会で、大病院に紹介状なしで来院する初診患者、再診患者から初診料、再診料を保険から控除（除外）し、その分を患者特別負担（定額負担）に回すという案が提示された。

この考え方は、2019年12月の全世代型社会保障検討会議中間報告の以下の提言に基づいている。「紹介がない患者が大病院を外来受診した場合に初診時5000円・再診時2500円以上（医科の場合）の定額負担を求める制度について、患者の負担額を増額し、増額分について公的医療保険の負担を軽減するよう改める。そして対象病院を病床数200床以上の一般病院に拡大する」。

今回は病床数200床以上病院の紹介なし患者の初診料控除（除外）と患者定額負担について見ていこう。この措置により200床以上病院の外来の在り方が大きく変わるだろう。

（1）紹介状なし患者の初診料控除と選定療養

現在は紹介状のない初診患者が大病院を訪れた場合、およそ2000円の初診料と、5000円の患者定額負担を病院は徴収している。これからは、この初診料などを保険給付から除外し、この分を患者負担に上乗せして、およそ7000円の特別負担を患者から徴取する

【図表1-4-1】定額負担の増額と公的医療保険の負担軽減について（案）〈一部抜粋〉

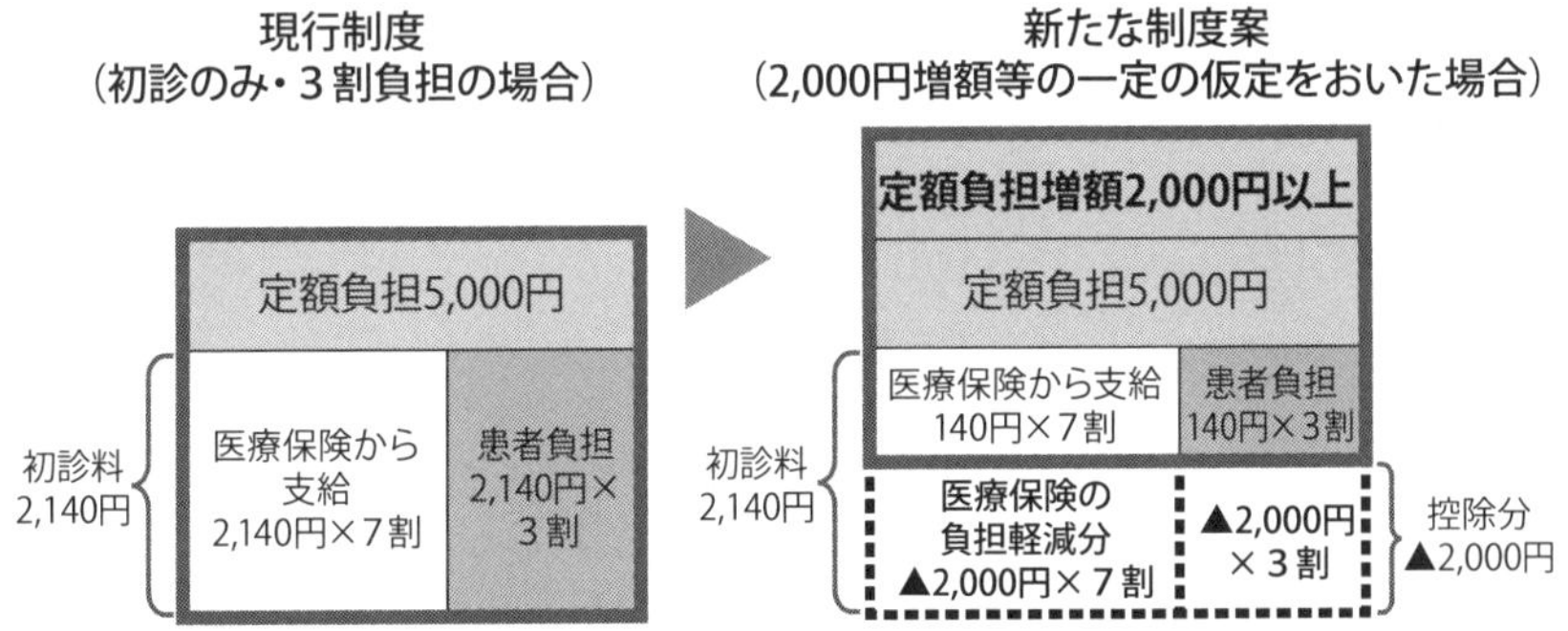

※１ 初診料は288点だが、紹介率が低い場合等に214点に減額されるケースを想定。
※２ 黒い枠部分が医療機関の収入総額となり、現行制度と見直し案は同額となる。
●出典：社会保障審議会医療保険部会資料（2020年11月）

（図表１-４-１）。そしてこの措置を２００床以上病院に拡大するという案だ。

実は、このように初診料を保険適応から外してそれを患者の特別負担に付け替えるという措置は入院医療においては、すでに２００６年の選定療養費制度の中で取り入れられている。一般病棟に１８０日以上長期入院する患者に対しては、入院基本料の15％を保険料からの控除（除外）を行い、その分を患者自己負担の選定療養費に付け替えを行った。この理由は一般病棟以外にも療養病棟などの入院選択肢があるのに、あえて一般病棟で患者が入院を希望する場合には、入院基本料の一定額を保険適応外として、その分を患者負担に回すという考え方だ。

なお選定療養費というのは、保険外負担である保険外併用療養費制度の一種で、患者から自由料金として徴収できる制度である。保険外併用療養費には、いずれ保険導入となることを前提とした評価療養や患者申出療養と、保険導入を前提とし

【図表1-4-2】保険外併用療養費制度について

平成18年（2006）の法改正により創設
（特定療養費制度から範囲拡大）

○ 保険診療との併用が認められている療養
① 評価療養
② 患者申出療養
｝保険導入のための評価を行うもの
③ 選定療養 ──→ 保険導入を前提としないもの

保険外併用療養費の仕組み
［評価療養の場合］

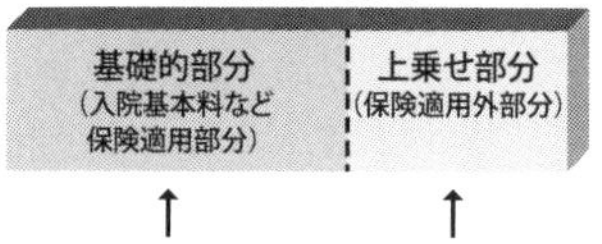

保険外併用療養費として
医療保険で給付

患者から料金徴収可
（自由料金）

※ 保険外併用療養費においては、患者から料金徴収する際の要件（料金の掲示等）を明確に定めている。

○ 評価療養
・先進医療（先進A：21技術、先進B：60技術　令和２年４月時点）
・医薬品、医療機器、再生医療等製品の治験に係る診療
・薬事法承認後で保険収載前の医薬品、医療機器、再生医療等製品の使用
・薬価基準収載医薬品の適応外使用
（用法・用量・効能・効果の一部変更の承認申請がなされたもの）
・保険適用医療機器、再生医療等製品の適応外使用
（使用目的・効能・効果等の一部変更の承認申請がなされたもの）
○ 患者申出療養
○ 選定療養
・特別の療養環境（差額ベッド）
・歯科の金合金等
・金属床総義歯
・予約診療
・時間外診療
・大病院の初診
・大病院の再診
・小児う蝕の指導管理
・180日以上の入院
・制限回数を超える医療行為
・水晶体再建に使用する多焦点眼内レンズ

療養に係る所定点数から、当該所定点数を構成する通算対象入院料の基本点数に100分の15を乗じた点数を控除した点数

●出典：患者申出療養評価会議資料（2016年４月）

ない選定療養がある。この選定療養の対象には、差額ベッド、歯科の金合金等、時間外診療、制限回数を超える医療行為などがある（図表1-4-2）。

しかし当時からこの180日超入院の入院基本料の減額控除と選定療養費を抱き合わせで導入したことについては、異論も多かった。当時もアメニティ部分に対する選定医療を診療報酬の本体部分である入院基本料の一部除外にまで踏み込んで拡大したことについては、反対もあった。

（2）病院団体の反対

今回の紹介なし患者の初診料の保険除外について、日本病院会の相澤孝夫会長も「この仕組みによって国民皆保険制度が崩壊してしまうのではないか。今回の『初診料相当・外来診療料相当の保険給付からの除外』を認めれば、医療保険財政のために、他の診療報酬項目にも『保険給付からの除外』が拡大していくのではないか」と述べ、危

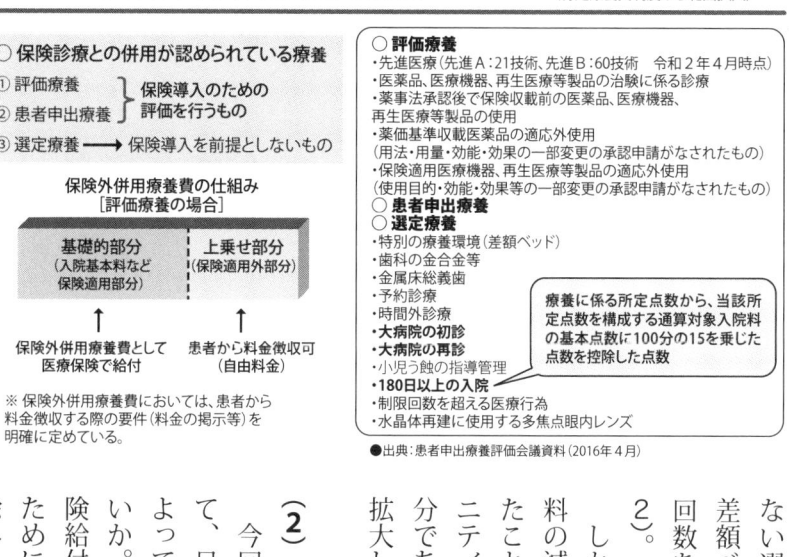

機感を露わにしている。

こうした保険給付の適応範囲の見直しは、最近の高額なバイオ医薬品や高度医療の出現で、ひっ迫する公的保険の制度維持の観点から、議論が活発化している。その背景には、公的保険の役割を個人が負担しきれない重度のリスクに重点化し、比較的リスクの少ない医療行為については、保険給付の範囲から外すべきという考え方がある。そして実際に、こうした考え方をもとに、一般用医薬品として入手できる湿布やうがい薬などの、保険給付制限の導入としてすでに始まっている。

今回のような保険給付制限と選定療養費の組み合わせを医薬品に応用すれば、たとえば以下のようなことも可能だ。先発医薬品と同等の後発医薬品があるにもかかわらず、患者があえて先発医薬品を希望する場合は、先発品の薬価と後発品との間の薬価差額分を保険から除外し、その除外分を先発品を希望する患者から特別に徴収するという方法だ。つまり「どうしても先発品を希望するなら、先発品と後発品との薬価差額分を特別料金で払ってください」ということだ。

(3) 初診時定額負担の200床以上病院への拡大

次に、今回の初診料・再診料の保険除外と定額負担増額が適応される対象病院が、200床以上の一般病床に拡大されることについて見ていこう。

これまでも大病院への患者集中を避けるために、大病院における紹介状なしの初診患者・再診患者への選定療養費による定額負担は行われていた。すでに2016年からは特定機能病院や地域医療支援病院では義務化されている。そして2020年4月時点でその対象病院は「特定機能病院」と「許可病床200床以上の地域医療支援病院」に拡大し、現在は合計666病院がその対象となっている。

それを全世代型社会保障検討会議の中間報告では対象病院を「病床数200床以上の一般病院に拡大する」ことを方向性として示した。実際には、200床以上の一般病院の688のうち、先述のNDBのシミュレーションによる4割程度の270病院程度が紹介受診重点病院となり、定額負担の適応病院となる見込みだ。

（4）紹介状なし患者の初再診～一定額の保険給付控除～

さてこのように紹介状なしの初診・再診患者への初診・再診料の保険からの除外については前述のように病院団体からの反対もあった。しかし2020年12月2日の社会保障審議会医療部会で、紹介状なしの患者への定額負担については、以下のポイントで決着した。

①紹介者への外来を基本とする医療機関に対象を拡大

②あえて紹介状なしで大病院を受診する患者の初・再診は、「一定額を保険給付対象から控除し」、定額負担の額を増額

③大病院からかかりつけ医への逆紹介を推進

とくに②については一定額を保険給付対象から控除(除外)することについては、厚労省も「例外的・限定的な取り扱い」と述べている。なお、この保険給付の定額負担は2022年診療報酬改定で、初診7000円、再診3000円と決まった。

紹介状なしの患者の初診料・再診料からの保険除外と定額負担の増額について見てきた。病院団体からの初診料の保険からの除外に対して反対もあった。しかし結局、これまでの200床以上病院の外来は紹介外来、専門外来であるとの厚労省の外来機能分化の基本見解は押し通された格好だ。

〈参考文献〉

厚生労働省社会保障審議会医療保険部会資料（2020年11月19日）

厚労省患者申出療養評価会議資料（2016年4月）

厚労省社会保障審議会医療保険部会資料（2020年3月12日）

厚労省医療計画の見直し等に関する検討会資料（2020年12月3日）

厚労省社会保障審議会医療保険部会資料（2020年12月2日）

❺ 2022年診療報酬改定と紹介受診重点病院

2022年診療報酬改定はコロナ禍の中、病床機能分化の視点から大胆な改革が行われた。病床機能分化については急性期病院における重症度、医療・看護必要度の見直し、急性期一般入院料1に対する急性期充実加算の新設など大胆な見直しが行われた。

また外来機能分化についても大きな改定の年となった。中でも紹介受診重点病院の新設が挙げられた。これについて見ていこう。

（1）紹介受診重点医療機関の新たな評価

2022年診療報酬改定で、外来の機能分化を推進する「紹介受診重点医療機関」に対して新たな入院診療加算が設定された。

新設された「紹介受診重点医療機関入院診療加算」は、入院初日800点で、200床以上病院で紹介受診重点病院が対象病院となる。なお本加算が200床以上の一般病院でスタートするのは、紹介受診重点医療機関の指定が完了する2023年4月以降となる。なお本加算は地域医療支援病院入院診療加算と同時には算定できない。

紹介受診重点病院の認定基準は、がん化学療法や放射線治療、日帰り手術などを行う、「医療資源重点活用外来」の初診・再診に占めるシェア割合を基に定められている。その基準は、医療資源重点活用外来が「初診40％以上、かつ再診25％以上」である。

この新たな紹介受診重点医療機関の指定のスケジュールは以下のようである。

まず2022年4月から「初診40％以上、かつ再診25％以上」に該当する候補病院がナショナルレセプトデータベース（NDB）により抽出される。そして2022年9月から、これらの候補病院は都道府県に外来機能の詳細を外来機能報告を行うことが義務付けられる。こうして集められた外来機能報告に基づいて、地域の協議の場において、紹介受診重点病院の手上げとその選定作業が行われることになる。

その結果、2023年3月までには紹介受診重点病院が都道府県において決まる。このため新たな診療報酬の「紹介受診重点医療機関入院診療加算」の算定が、200床以上の病院でスタートするのは前述のように2023年4月以降になる。

紹介受診重点医療機関となる病院の候補としては、およそ1000病院が挙げられる。その内訳は特定機能病院86病院、200床以上の地域医療支援病院666病院、その他の200床以上の一般病院688病院のうちおよそ4割の280病院、合わせて全国で1000病院程度と考えられる。なお一般病院のうち4割というのはナショナルデータベースで推計された割合だ。

これらの紹介受診重点病院に紹介状を持参しない患者が受診すると、初診で7000円、再診で3500円の定額負担が課せられることになる。同時に紹介状を持参しない患者の初診料から200点、再診料から50点が差し引かれることになる。これは紹介受診重点病院は紹介患者を中心に診療する病院であることから、あえて紹介状なしで受診する患者は保険診療の初診料、再診料の取り扱いの範囲を縮小し、自己負担分としての定額負担を増額するという「選定療養」の考えに基づく措置となるためだ。

（2）紹介受診重点医療機関と逆紹介

次に紹介受診重点医療機関入院診療加算の要件に加わった新たな紹介割合、逆紹介割合を見ていこう。これまでの紹介率、逆紹介率がその定義の変更とともに紹介割合、逆紹介割合と名称も変わった。新しい紹介割合・逆紹介割合による減算規定とは、400床未満病院では紹介割合50％未満または逆紹介割合30％未満で、400床以上の場合は、紹介割合40％未満または逆紹介割合20％未満となった。この場合は、初診料、再診料の減算が行われる。初診料は288点が214点へ、再診料は74点が55点に減算される。

また逆紹介割合の定義式が以下の新しい式となった。これまでの逆紹介率は分子に逆紹介患者数、分母に初診患者数であったのが、新しい逆紹介割合では分子に逆紹介患者数、分母に初診患者数に加えて再診患者数となった（次頁の図表1－5－1の逆紹介割合の箇所参照）。

このため紹介受診重点病院では、逆紹介割合を増やすには、分子の逆紹介患者数を増やすか、分母の再診患者数を減らす必要に迫られている。

ではどのように逆紹介患者を増やし、再診患者を減らすのだろうか？

これには以下の5つのポイントが挙げられる。

【図表1-5-1】初診料及び外来診療料における紹介・逆紹介割合に基づく減算規定の見直し①

外来機能の明確化及び医療機関間の連携を推進する観点から、紹介患者・逆紹介患者の受診割合が低い特定機能病院等を紹介状なしで受診した患者等に係る初診料・外来診療料について、
◎対象病院に、一般病床の数が 200 床以上の紹介受診重点医療機関を追加する。
◎「紹介率」・「逆紹介率」について、以下のとおり、実態に即した算出方法、項目の定義及び基準を見直す。

【改定後】 初診料の注２、３　214 点　　外来診療料の注２、３　55 点
（情報通信機器を用いた初診については186 点）

	特定機能病院	地域医療支援病院（一般病床200 床未満を除く）	**紹介受診重点医療機関（一般病床200 床未満を除く）**	許可病床400 床以上（一般病床200 床未満を除く）
減算規定の基準	**紹介割合**50%未満 **又は逆紹介割合 30%未満**			**紹介割合**40%未満 **又は逆紹介割合 20%未満**
紹介割合（%）	（紹介患者数＋救急患者数）／初診患者数 × 100			
逆紹介割合（%）	**逆紹介患者数／（初診＋再診患者数） × 1,000**			
初診患者の数	医学的に初診といわれる診療行為があった患者の数。以下を 除く 。 ・救急搬送者、休日又は夜間に受診した患者			
再診患者の数	患者の傷病について医学的に初診といわれる診療行為があった患者以外の患者の数。以下を除く。 ・救急搬送者、休日又は夜間に受診した患者、 B005-11 遠隔連携診療料又は B011 連携強化診療情報提供料を算定している患者			
紹介患者の数	他の病院又は診療所から紹介状により紹介された者の数（初診に限る）。 ・情報通信機器を用いた診療のみを行った場合を除く。			
逆紹介患者の数	紹介状により他の病院又は診療所に紹介した患者の数。 ・B005-11 遠隔連携診療料又 は B011 連携強化診療情報提供料を算定している患者を含む。 ・情報通信機器を用いた診療のみ行い、他院に紹介した患者を除く。			
救急搬送者の数	地方公共団体又は医療機関に所属する救急自動車により搬送された初診の患者の数。			

●出典：厚生労働省保険局医療課　令和４年診療報酬改定の概要（2022年３月４日）

ポイント1　リフィル処方で再診患者抑制

外来で同じ薬を継続して受け取りに来る安定した患者は病院外来にも多い。東京薬科大学情報教育研究センターの土橋朗教授の２０１６年の調剤薬局の調査によると、１年間に１８０日以上、同じ医薬品の継続処方を受けている慢性疾患の患者の割合は13・８％にも及ぶ。こうした患者は病院外来にも多い。このためこうした同じ医薬品の継続処方を続けている安定した患者を、２０２２年４月から始まったリフィル処方に切り替えることで、病院外来の再診回数の抑制を行う。

リフィル処方では、たとえば29日処方を３回リフィルとした場合、次の再診は87日後となる。その間は薬局で29日ごとに処方薬の調剤のみとなり、病院の外来を再診することはなくなるからだ。

ポイント2　地域連携パスの活用

病院の専門医と診療所の医師で１人の患者さんを診る、地域連携パスを活用して逆紹介を増やすこともできる。地域連携パスの中でもとくに循環型パスといって、糖尿病、がん、慢性心不全、ＣＫＤなど専門医と診療所の医師が共同して行う地域連携パスを用いて、逆紹介を行ってはどうだろう。多くの慢性疾患の患者は、病院の専門医との縁切り不安を抱えている。このため病院で年に１回の節目定期受診を組み入れた地域連携パスを患者に渡して、診療所へ逆紹介することだ。

その際、地域連携パスに節目検診時に病院あての紹介状ひな形を添付して逆紹介することで、患者は「病院との縁切り不安」を持たずに逆紹介に応じるだろう。

ポイント3　逆紹介希望の患者アンケート調査

実は病院の外来患者の中には、外来担当医に逆紹介を言い出しにくい患者もいる。このため、逆紹介希望アンケートを定期的に実施してはどうだろう。潜在的に逆紹介希望患者の掘り起こしを行い逆紹介につなげる。

ポイント4　逆紹介外来センターの開設

逆紹介に当たっては、逆紹介先を探したり、紹介状作成したり、また同じ病院の中で多科診療を行っている患者の処方箋を整理したりすることが必要となる。こうした作業を多忙な一般外来で行うのは至難のワザだ。

このため逆紹介外来センターを開設して、逆紹介を専門に行ってはどうだろう。これには地域医療連携室と協働した総合診療科の外来がふさわしい。というのも逆紹介に際して多病を持つ患者の治療優先順位をきめ、処方整理を行い、逆紹介先を探す必要があるからだ。院内の内科、整形外科、泌尿器科などの同時受診している患者の処方を整理し、適切な紹介先を探して、患者に説明し逆紹介を行うのは総合診療科が適していると言えるだろう。

ポイント5　逆紹介データベースを作成

逆紹介には逆紹介先の200床以下病院の外来や診療所の機能をあらかじめ調査して、データベース化しておくことが必要だ。例えばインスリン治療患者の受け入れの可否、がん患者の受け入れの可否などの受け入れ条件をあらかじめ知っておく必要がある。

さらに逆紹介実績のデータベース化も必要だ。それには逆紹介パターンごとに分類してデータベースを作成すると効果的だ。患者には救急患者、紹介状あり患者、紹介状なし患者がいる。このため逆紹介パターンは紹介元に返す「Uターン」、紹介元とは別の医療機関に逆紹介する「Jターン」、救急患者や紹介状を持たずに来院した患者の逆紹介する「Iターン」などがある。このように患者来院ルート別の逆紹介パターンに応じてデータベース化することが大事だ。

紹介受診重点病院の新たな診療報酬について見てきた。そしてその要件としての逆紹介割合の導入について振り返った。今回の改定のトピックスは、紹介受診重点病院に見られるような外来医療の機能分化である。入院の連携とともに外来連携が今後の大きな課題となることに注目してほしい。

〈参考文献〉
厚生労働省　外来機能報告等に関するワーキンググループ「外来機能報告等に関する報告書」より（2021年12月17日）
厚生労働省　令和4年診療報酬改定の概要より（2022年3月4日）
厚生労働省　中央社会保険医療協議会総会資料より（2021年11月12日）
厚生労働省　入院医療等の調査・評価分科会資料（2021年10月1日）

コラム

生命表の断崖～団塊世代の大死亡時代～

筆者も横須賀の衣笠病院の外来で、週２回外来を担当している。外来では初診外来も担当しているが、その患者の年齢層は60歳台、70歳台、80歳台が中心で、ときどき40歳台、50歳台の方がこられる。外来も高齢化している。

このため自分と同じ年代の団塊の世代の病気や死と外来で出会うことが多くなった。1947年から49年生まれの団塊の世代は800万人もいる。私も1949年生まれの団塊世代だ。この団塊の世代の先頭集団が2022年から75歳以上の後期高齢者に突入した。

先日も外来で同い年の男性の進行食道がんを見つけた。首の周りのリンパ節の腫脹で来院された。内視鏡で検査したら食道がんだった。また同い年の女性の肝機能異常を見つけ、腹部CTで検査したところ、膵体部がんの肝転移が見つかった。その女性は１か月半ほどでお亡くなりになった。このように団塊世代の病気や死に立ち会うことが増えてきた。

幸い自分はまだ元気だ。そこで「団塊の世代の何割ぐらいが生き残っているのだろう」という素朴な疑問を持った。それを知るには厚生労働省が５年に１度作成している「生命表」を見てみるのが早い。生命表とは、生存曲線グラフのことで人は何歳で何人生き残っているかを10万人当りの数字に換算して表したグラフだ（図表１‐５‐３）。

男の生存曲線は70歳ごろから急に坂道をジェットコースターのように転げ落ちる。一方、女性は少し遅れて転げ落ちる。この生命表から推測すると、現在、団塊世代の男性の８割はまだ生きていることが分かる。女性の９割は生きている。でも男は80歳になれば6割、90歳になれば２割、95歳になれば５分しか生き残っていない。

団塊の世代はこれから「生命表の断崖」を真っ逆さまに落ちていくのだ。このため国内の死亡者数もうなぎのぼりとなり2020年は年間137万人以上がなくなっている。岩手県1つ分の人口が亡くなっているのだ。これから団塊の世代の大死亡時代が本格的にやってくる。

生命表の断崖を上から見下ろしてみて、ドキドキした。

【図表1-5-3】生命表にもとづく年齢別の生存数

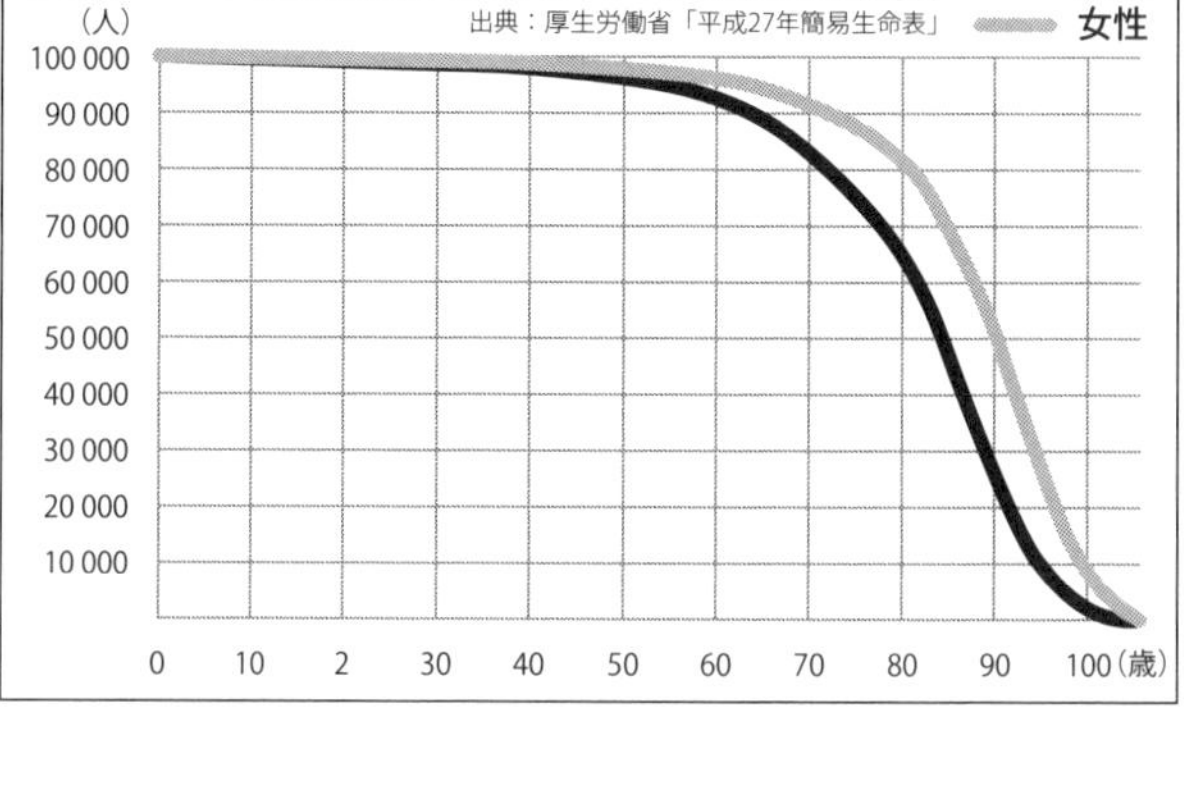

出典：厚生労働省「平成27年簡易生命表」

第2章

コロナとかかりつけ医

～なぜ病床数世界一の日本で病床ひっ迫が起こったのか～

本章では、コロナとかかりつけ医の関係について見ていこう。コロナ禍の中で、人口あたりの病床数では世界1の日本で、病床のひっ迫が起きた。またかかりつけ医としての役割をすべき診療所の多くが、発熱患者の外来診療を行わなかったり、自宅療養者コロナ患者への往診も行わなかったりした。まず本章ではこうしたコロナで露わになった日本の医療提供体制の弱点について見ていく。そしてその対応策としての三位一体改革（働き方改革、地域医療構想、医師偏在対策）、そして総合診療医の必要性とその活躍の様子、さらにその現実と背景について見ていくことにする。

❶ コロナとかかりつけ医

新型コロナウイルス感染者が1日当たり10万人と過去最大を記録した2022年2月の「第6波」。この第6波が収まらないうちに、7月から第7波の高波がおそって来た。コロナウイルス変異株が次々と登場して、一向に収まる気配を見せない。

コロナでは、かかりつけ医の問題が大きくクローズアップされた。本章ではコロナで注目を集めたかかりつけ医や総合診療医の役割を振り返って見よう。

（1）コロナとかかりつけ医の役割

2020年3月から5月までのコロナ第1波では、感染患者は帰国者・接触者外来を受診してＰＣＲ検査で診断が行われ、症状の有無にかかわらず陽性者はすべて入院扱いとなった。またＰＣＲ検査も当時は一般の外来では広まっていなかったので、保健所に連絡して保健所で行っていた。

ところが２０２０年6月から10月の第2波で感染症患者が増えると、地域の拠点病院では症状のある患者の救急搬送や入院の対応が急増して、発熱患者の診療には一般の診療所が担う必要が出てきた。しかし、当時はそうした診療を断る医療機関も多かった。また同時に基礎疾患を有する一般患者は、感染を恐れて外来受診の手控えが起きた。当時はオンライン診療も普及していなかったので、電話での対応が精いっぱいだった。

そして２０２０年秋から２０２１年夏にかけての第3波から第5波では、病床のひっ迫が顕著となり、診断が確定した軽症者や無症状者は、自宅やホテルなどの療養施設で隔離療養を行わざるを得なくなった。こうした自宅療養者の中には自宅で死亡するケースも増えてきた。このような自宅療養や療養施設での患者の診察は、地域で在宅医療を行っている医師や訪問看護師の献身的な取り組みに頼るのみだった。

本来だったら「かかりつけ医」としてその役割を担うはずの診療所の多くが、新型コロナウイルスの流行下で、発熱患者の外来での診察や自宅療養者への往診を拒んだ。実際にコロナ第5波さなかの２０２１年8月、札幌市の秋元克広市長は市内の全１５７５医療機関に往診と電話診療への協力を緊急要請した。自宅療養する患者が約１１００人と1カ月で3倍近くに増えたためだ。しかし9月1日までに往診に名乗りを上げた市内の医師はわずか59人だった。札幌市医師会の今真人会長も「総力戦で取り組まないと札幌は大変なことになる」と切実に訴えたが、本来、発熱患者を診るはずの内科系の診療所でさえ、大半が応じなかった。

自宅療養・宿泊療養の患者が、一時4万人を超えた東京都でも同様だ。危機感を強めたある区役所は地元の医師会に往診への協力を頼み込んだが、すべて断られた。診療所は多くは1人の医師が運営していて余力がないのが理由だ。もう一つの理由が医師の「専門性」だ。

診療所の多くは病院で専門医として経験を積んだ医師が開業する。このため呼吸器内科などの一部を除いて「専門外なので、コロナは診ることができない」という理由からだ。

また診療所の多くは当初からコロナ患者の診療には後ろ向きだった。「診療所内の感染防御ができない」などと発熱患者の診察を断る内科診療所が相次いだ。また、高齢者施設でクラスター（感染者集団）が発生しているのに、入所者を診察する医師がなかなか見つからない事態も起きた。

（2）感染症対策に制度的なカベ

こうしたコロナに対応できなかったかかりつけ医を非難することは容易だ。しかし、この問題には**制度的なカベ**も立ちはだかる。日本の戦後の感染症対策は、公衆衛生の立場から保健所が所轄するという制度に基づいて運用されてきていた。この制度そのものを見直さなければ問題は解決しないのだ。

日本の感染症対策は明治期からの結核対策から始まる。１９０９年から１９５０年まで40年間に結核死亡者数は毎年10万人を超えていた。この期間の死亡者数を合計すると４５００万人にもなる。まさしく結核が国民病だった時代だ。１９３７年の保健所法の目指すところは体力向上と母子保健対策、そして結核対策だった。母子保健対策は市町村事業となったため、保健所では結核対策のみがその設置当初から一貫した公衆衛生対策となった。つまり日本の感染症対策は、保健所を中心とした結核対策を基に築きあげられてきたのだ。その当時の保健所には最新鋭の胸部レントゲン装置が配置され、細菌培養の検査室が設けられ、地域の感染症対策の最前線という位置づけだった。

しかし、時代は移り、結核患者が急減すると保健所も統廃合され、その数も1991年の全国852か所から2019年の472か所に半減する。しかし「**感染症対策は公衆衛生の立場から所管は保健所」という考え方は変わらず、少ない保健所にコロナのパンデミックが襲い掛かり、PCR検査の目詰まりや感染患者の追跡調査や感染患者の入院手配などで保健所の業務がひっ迫した。**

本来であれば、かかりつけ医が行政や保健所と連携しながら、感染予防や感染者治療にあたるべきだが、それが制度のカベで行うことができなかったのだ。

その点、英国では診療所の一般医（General Practitioner：GP）がコロナの軽症者のケアを全面的に担ってきた。遠隔診療で患者を管理し、必要に応じ感染防護服を着て、検査や治療にあたった。そして重症化した患者は病院に送っていた。日本をはるかに上回る感染患者に英国では対応できたのも、こうした診療所の一般医がコロナ患者を診てトリアージ機能を果たしたからだ。

もともと英国は税財源で行う国営医療サービス（National Health Service：NHS）の国だ。このため開業医にこうした公衆衛生機能を持たせるのは国策でもある。一方、日本は社会保険で自由診療の国、医師は自分の専門とする診療科を選んで診療所を開設できる。診療は専門外であることを理由に患者を診なくても良い。

しかし、日本の医療費の財源を見ればその5割は社会保険料、3割は税財源、1割は自己負担だ。公共の利益のために一部、診療所の医師に公衆衛生を担うことを義務付けても良いのではないか？

（3）かかりつけ医と予防医療

さて、かかりつけ医を持つことが、感染症予防など予防医療にも良い影響を与えることが、慈恵医大などの調査から分かった。調査は、コロナ禍での受診控えによって、検診などの予防医療の質低下が問題となっていることから、かかりつけ医のプライマリ・ケア機能と予防医療の質指標との関連を検証することを目的として実施された。

調査は、2021年5月に実施されたプライマリ・ケアに関する全国調査（National Usual Source of Care Survey：NUCS）の初回調査のデータを用いて、横断研究として実施した。NUCSは、代表性の高い日本人一般住民を対象とした郵送法による調査だ。民間調査会社が保有する約7万人の一般住民集団パネルから、年齢、性別、居住地域による層化抽出法を用いて、20〜75歳の住民を2000人選定し、調査に回答した1757人を研究対象者とした（回答率87・9％）。

主要評価項目として、科学的根拠に基づいて、計14項目の予防医療を選定した。具体的には、スクリーニング（大腸癌検診、乳癌検診、子宮頸癌検診、血圧測定、血糖測定、骨密度測定、うつ症状スクリーニング）、予防接種（インフルエンザウイルスワクチン、肺炎球菌ワクチン、帯状疱疹ワクチン、破傷風ワクチン）、カウンセリング（減酒、禁煙、減量）の実施を評価した。そして各住民の属性（性別、年齢、生活習慣など）に応じて、推奨される予防医療の項目を同定し、そのうち実際に実施した項目の割合（％）を質指標として算出した。

かかりつけ医の有無およびプライマリ・ケア機能は、Japanese version of Primary Care Assessment Tool（ＪＰＣＡＴ）短縮版を用いて評価した。

ＪＰＣＡＴは、米国Johns Hopkins大学が開発し、国際的に広く使用されているプライマリケア評価指標の日本版であり、その妥当性・信頼性が検証されたプライマリ・ケア機能評価ツールだ。ＪＰＣＡＴの評価領域は、近接性、継続性、協調性、包括性、地域志向性といったプライマリ・ケアの特徴的な機能であり、日本医師会が定めるかかりつけ医機能、日本専門医機構の総合診療専門医や日本プライマリ・ケア連合学会の新・家庭医療専門医のコンピテンシーと重なる。

調査結果の統計解析では、住民をかかりつけ医あり群・なし群、かかりつけ医あり群をさらにかかりつけ医の機能を以下の４群、低機能群、低中機能群、中高機能群、高機能群に分けて、予防医療の質指標を比較した。

比較を行う際には、多変量解析を用いて、年齢、性別、婚姻状況、教育歴、就業状況、世帯年収、喫煙状況、ＢＭＩ（Body Mass Index）、ヘルスリテラシー、慢性疾患、健康関連ＱＯＬ（Quality of Life）といった住民の要因の影響を統計学的に調整した。

結果は、研究対象者のうち、57・5％がかかりつけ医を有していた。かかりつけ医あり群で

【図表2-1-1】かかりつけ医の有無およびプライマリ・ケア機能と予防医療の質との関係

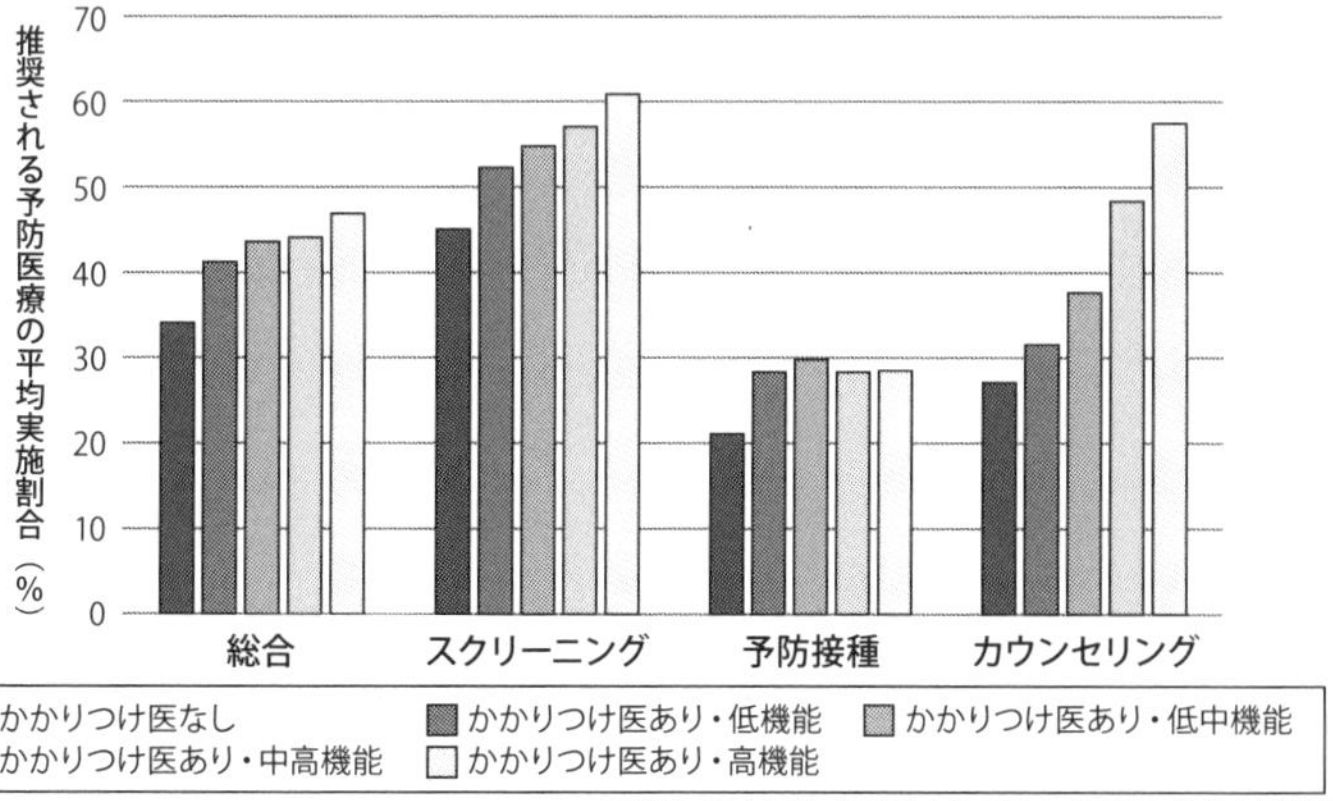

●出典：青木拓也、松島雅人らの論文（60頁の参考文献欄参照）より

は、推奨される予防医療の実施割合は平均43・9%、かかりつけ医なし群では33・9%であり、多変量解析を用いて住民の要因を統計学的に調整した結果、かかりつけ医ありとなしの両群にはかかりつけ医ありのほうが予防医療の実施割合が7・2%高かった。

かかりつけ医あり群の中でも、プライマリ・ケア機能が高い群ほど、予防医療の実施割合が増加し、結果は住民の要因を調整しても不変だった。これらの関連は、予防医療をスクリーニング、予防接種、カウンセリングの3つのタイプに分けた解析でも、すべてにおいて認められた。

一方、かかりつけ医を持つ群においても、うつ症状スクリーニングや帯状疱疹および破傷風ワクチン接種の実施率は低く、かかりつけ医の予防医療提供における今後の課題と考えられた（図表2-1-1）。

本研究の成果は、かかりつけ医機能の強化やプライマリ・ケア専門医（総合診療専門医、新・家庭医療専門医など）の育成をはじめ、プライマリ・ケア機能の強化が、予防医療の質の強化にとっても重要であることを示している。

（4）アフターコロナにも総合診療医が必要

アフター・コロナでも総合診療医が活躍中だ。岡山大学病院では、2021年2月から「コロナ・アフターケア外来」を開設した。長引くコロナ流行で、コロナ感染の後遺症に悩む患者が増えたことが開設のきっかけだ。そこで活躍するのが総合診療医だ。

たとえばコロナ感染後の30代女性の患者さんの例を挙げよう。患者さんは感染後、不眠や疲労、微熱が続いているという。感染拡大が続き、仕事や収入が減ったことにも強い不安を抱えていた。医師が1時間ほどかけて身体の検査や悩みなどを聞き取り、コロナ感染の後遺症と判断。漢方薬を処方した。

このように同外来にはこれまで、倦怠感や脱毛、嗅覚・味覚の異変などを訴える約20人が受診したという。検査結果や症状だけでなく、生活や心理面の影響も聞き取る。そして診察で話すだけでも症状が軽くなる患者もいるということだ。

このように総合診療医の特性は、疾患にとらわれず患者をトータルにとらえて、問診に時間をかけ、身体面ばかりでなく精神面や仕事や家庭環境など社会的側面にも気を配り、診療を行う点だ。

大学病院などの総合診療医は、従来の臓器別の診療科では明確な診断が付かなかったり、適切な治療に結びつかなかったりした患者の診療を担う。すでに始まっている高齢化社会では地域の診療所でも、複数の生活習慣病を抱える患者を診ることのできる医師のニーズが高まっている。

しかし実際には総合診療医はなかなか増えない。２０１８年度からは新たな総合診療医の専門医制度がスタートした。「基本診療領域の傷病などについて、すべて理解し、きちんと患者に説明できる医師」の養成を目指し、医師臨床研修を修了した医師を対象に3年以上の研修を行う。しかし、２０２１年度の新専門医資格取得を目指す研修医はわずか「２・２％」だったという。

〈参考文献〉

Aoki T, Fujinuma Y, Matsushima M. Usual source of primary care and preventive care measures in the COVID-19 pandemic: a nationwide cross-sectional study in Japan. BMJ Open. 2022;12:e057418.

❷ポストコロナへ病院が打つべき先手とは？

新型コロナの長期化は医療機関をはじめ社会経済に大きな痛手を与えている。さらにそれに加えて２０２２年からは、８００万人の団塊世代の後期高齢者化が始まる。コロナでボロボロになった日本がさらに高齢化の津波に飲み込まれようとしている。その解決の糸口は何か？そして病院が打つべき先手とは何だろう？

（1）新型コロナで戦後最大の危機

新型コロナが変異株の出現で長期化している。そして社会経済にも大きなダメージを与えている。新型コロナによるわが国の国内総生産（ＧＤＰ）の落ち込みは、２０２０年４月～６月マイナス27％で、戦後最大、１９２９年の昭和の大恐慌以来とも言われている。

医療機関もコロナ禍で戦後最大の経営危機だ。日本病院会などの調べによれば、コロナ禍で２０２０年４月の医業利益率は前年同月に比べ、新型コロナ患者を受け入れている病院でマイナス12・２％、院内感染などで一時的に病棟を閉鎖した病院でマイナス15・７％、平均でマイナス10％だった。その後のコロナの波状攻撃で、病院・診療所の経営回復は遅い。

思い返せばコロナ感染拡大の前の２０１９年も医療界は波乱の年だった。４月からの働き方改革、９月に公表された公立・公的病院再編４２４病院リスト、10月の消費税率10％へのアッ

【図表2-2-1】税収の足りない分を借金で穴埋め

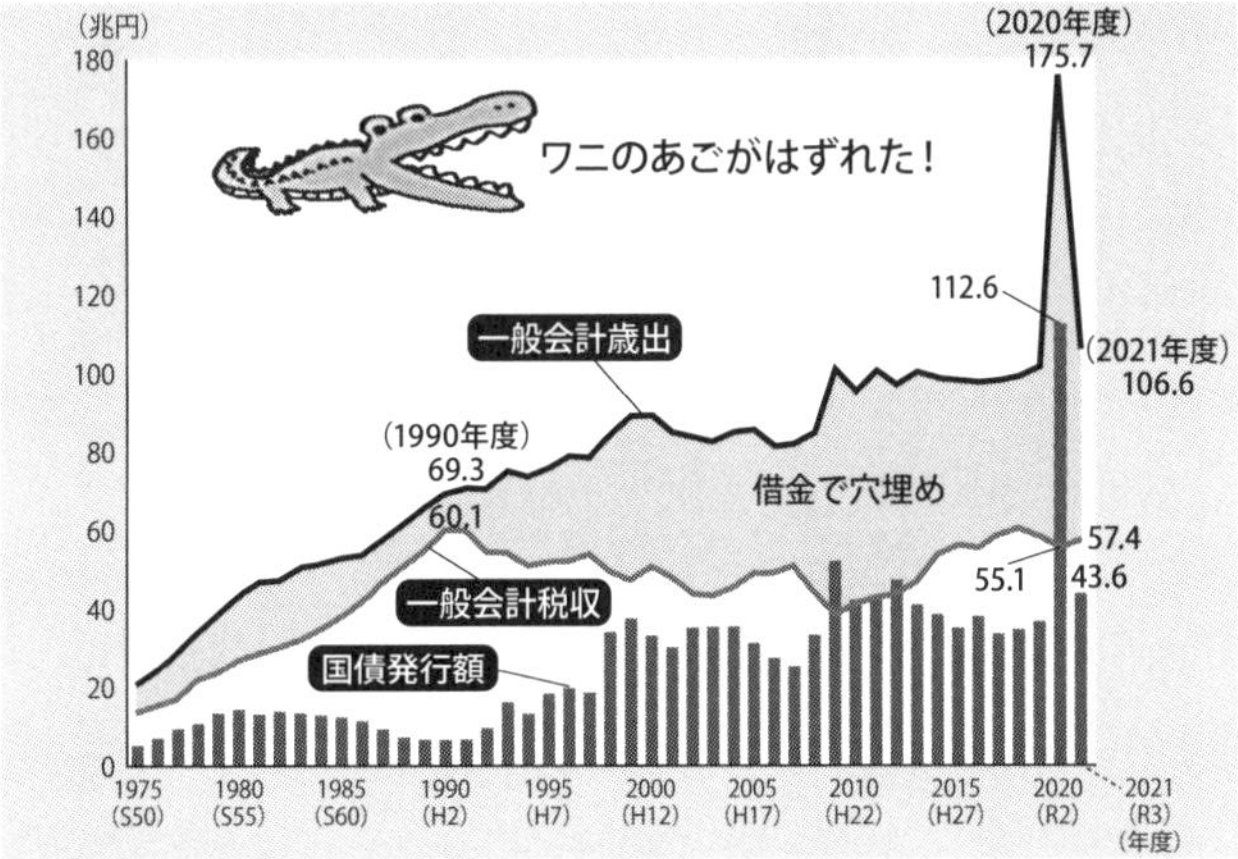

（注１）2019年度までは決算、2020年度は第３次補正後予算、2021年度は政府案による。
（注２）2019年度及び2020年度の計数は、臨時・特別の措置に係る計数を含んだものである。
●出典：財務省資料より

プと続いた。そして年が明け新型コロナの拡大である。コロナによってわが国の医療界はダブルパンチ、トリプルパンチがいまだに続いている。

このため２０２０年、政府は新型コロナ対策にすでに2回の補正予算で合計60兆円をつぎ込んだ。60兆円とは約1年分の税収、ＧＤＰ５００兆円の実に12％に相当する。このため政府の歳出は２０２０年には１７６兆円となり、税収と差分、いわゆる「ワニの口」が急拡大して、国債発行額も１１２兆円と過去最高を記録した（図表２-２-１）。

（２）コロナに２０２５年問題が覆いかぶさる

このままコロナ禍が長期化すれば、この先、借金まみれの財政はいったいどうなるのか。さらに厄介なことに、その先には団塊世代８００万人が75歳以上となる２０２５年問題が控えている。２０２５年、年金、医療・介護からなる社会保障給付費は１４０兆円、ＧＤＰ対比で21％となる。財政が疲弊した日本の医療・介護にこの2025年問題を乗り切る力があるのだろうか？すでに団塊の世代800万人の先頭集団は、2022年から後期高齢者の仲間入りをする。2022年から75歳以上高齢者が急増し、現役世代が減少する2025年へ向けての今度は人口問題のワニの口が広がるのだ。

こうした危機に対応するには、コロナ前からの課題とされていた医療の構造改革である、三位一体改革「働き方改革」「地域医療構想」「医師偏在施策」の着実な実行しかない。しかしその改革の先行きはあやうい。

(3) なぜコロナで病床がひっ迫したのか？

まずコロナで露呈した日本の医療体制を見ていこう。

日本はOECD諸国の中でも人口当たりの病床数は世界一位、しかも新型コロナの患者数は欧米に比べても格段に少ないのにもかかわらず、なぜ新型コロナによる病床ひっ迫が起きたのだろう。

理由は、日本は先進各国の中でも、人口当たりの病床は多いが、病床当たりの職員密度が低いことが挙げられる。コロナの受け入れには多数の医療従事者が必要だ。日本ではたくさんの病床に医療従事者が薄くばらまかれている。このためにコロナの受け入れができなかったのだ。実は、今から半世紀前、1965年のころは先進各国とも今の日本と同じような状況だった。つまり人口当たりの病床数が多く、1床当たりの職員数が少なく、同時に平均在院日数も長いという状態だった。

しかし、先進各国は１９７０年代に入って石油危機（オイルショック）による世界的な経済後退期に入る。このオイルショックを契機に、先進各国は病床の構造改革を断行する。具体的には急性期病床の数を絞り込み、病床当たりの医療従事者の密度を増やし、平均在院日数を減らす方向に動きだした。

こうした中で、日本だけだがなぜか先進各国の進んだ方向とは全く逆向きに走り出す。つまり病床をさらに増やし始めたのだ。理由は２つある。一つは１９７３年の老人医療費無料化にある。このときに、国際的な基準で言えばナーシングホームのような施設を老人病院化して、多くの高齢患者の受入れに走ったのだ。こうした老人病床が30万床もできる。もう一つの理由はこのような病床増に歯止めをかけるために１９８５年に国は医療計画をスタートさせる。これが裏目に出る。医療計画で病床規制が始まる前に駆け込み増床でなんと20万床も増えたのだ。

（４）病床の構造改革としての地域医療構想

このため２０１４年より遅ればせながら、国は「地域医療構想」として病床の構造改革に乗り出す。急性期病床を集約して病床数を絞り込み、１床当たりの職員密度を上げようとしている。さらに老人病院の名残りの介護療養病床を介護保険施設化する、在宅医療を拡充し、地域包括ケアシステム確立を目指すとしている。しかし地域医療構想は民間病院が８割を占める日本ではあまり進捗していない。このため業を煮やした国は２０１９年に公立・公的病院から地域医療構想を実現すべく、公立・公的病院再編統合の４２４病院リストを公表する。しかし、これも自治体の反発や、もともと感染症指定病院が公立・公的病院に多かったこともあり、コロナ騒ぎで沙汰止みとなる。こうした病床構造改革の遅れがコロナで露呈した。

（5）医師の働き方改革

次に働き方改革を見ていこう。２０２４年より医師の働き方改革がスタートする。これにより医師の時間外労働時間の上限設定がおこなわれる。

勤務医は働きすぎだ。２０２３年度末までに現在、１８６０時間以上（B水準以上）という異常に長時間労働をしている勤務医２万人の労働時間短縮が迫られている。とくに影響を受けるのが大学病院や救命救急センターで働く医師だ。中でも大学病院で働く医師は、市中病院での兼業・副業をしている。これを本業と通算して１８６０時間以上になると、これまでのように兼業・副業ができなくなる。こうした医師は大学病院の勤務医の２割もいる。

さらに２０３５年度末までに１８６０時間未満、９６０時間以上のB水準の働き方を解消してすべての医師が９６０時間以内のA水準の働き方が求められる。現状こうしたB水準の勤務医は６万人いる。すなわち２０２３年度末までにB水準超の２万人、２０３５年度末までにB水準の６万人、合わせて８万人の勤務医の時間外労働の時間が消えるのだ。

この医師の業務を一体だれが行うのだろう。それまでに医師の業務を他職種に業務移管しなければならない。いわゆるタスクシフトだ。それに加えてICT、AI、ロボットなどのデジタル化による効率化も図らなければならない。労働基準法は罰則規定を持つ強制力の強い法律だ。医師の働き方改革で大きく医療提供体制が変わるだろう。

（6）医師偏在対策と外来機能分化

さて、次に医師偏在対策について見ていこう。

２０１９年3月の「医療従事者の需給に関する検討会・医師需給分科会」では医師偏在について以下のように取り決めた。これまで医師偏在の指標としては人口10万人当たりの医師数が長らく用いられてきた。これに対して分科会では新たな医師偏在指標を以下のように提案した。地域の医療ニーズ及び将来人口・人口構成の変化、医師の性別・年齢分布、患者の流出入等で補正した「新たな指標」である。

この新たな指標をこれまでの旧指標に置き換えて都道府県ごとに比べると、医師偏在の都道府県順位が大きく変化した。外来医師についても同じように、新たな指標により外来医師少数地域、多数地域の設定を行う。そしていずれは医師多数地域から少数地域の医師流入を食い止める策も設けるという。

さてコロナで外来患者数が大きく減った。２０２０年3月〜5月でなんと外来患者は70万人も減った。コロナによって減った不要不急の外来受診が減って、外来需要はもう元には戻らないだろう。こうした中、第1章で述べたように外来の機能分化を目指す外来地域医療構想も始まる。資源投入を重点的に行う重装備の外来の特定と、２００床以上病院の外来における紹介状なしの外来の保険外しと、定額負担増など外来機能分化政策がこれからの課題だ。

（7）地域医療連携推進法人

以上、コロナと三位一体改革の現状を見てきた。こうした三位一体改革に対して解はあるのだろうか？　その解決策の一つとして地域医療連携推進法人に期待がかかる。

２０１７年４月からスタートした「地域医療連携推進法人」（以下、法人）は、２０２１年4月現在、全国31法人となった。これまで地域においては同じような機能、同じような専門人材、医療機器を有する医療機関が乱立していた。こうした事態を続ければ、とくに人口減の著しい地方においては、いずれ共倒れになることは目に見えている。これを非営利ホールディングカンパニーである法人の下に、地域の複数の医療法人及び社会福祉法人等を束ねて一体的に経営することが可能となった。そしてこの法人を通じて病床機能分化や医師偏在の解消、働き方改革を目指す。

救急医療を例にとろう。これまで地域の中で分散していた救急医療を1か所に集約する。これによって散在していた救急医を集めることで、救急医のシフト制を敷くことができ、救急医の働き方改革、救急医療の質の向上にもつながる。また法人の中で医療人材や病床や資金融通を通じて機能再編を行うこともできる。ある法人では、法人内でコロナ専用病床への転換を図ってコロナ対応を行ったところもある。さらに地方の医師不足地域では、法人が一体となって大学に医師誘致を働きかけることで、医師偏在に一役買ったところもある。このようにこれからは競争から協調、そして地域統合の時代だ。人口減少の続く地方では、今後ますます地域医療連携推進法人が進捗すると見てよいだろう。

（8）地域包括ケアと病院運営

さらに２０２５年問題へ向けて、全国８５００病院の7割を占める２００床以下病院の在り方がポイントだ。２００床以下病院は、地域の地域包括ケアシステムを支援する運営以外に生き残りのすべはない。住まいを中心として、医療・介護、介護予防、生活支援をパッケージで届けるキーステーションとしての病院になるべきだ。病院に老健、特養、デイサービス、訪問看護ステーション、在宅訪問診療所など地域包括ケアのフルセットを装備することだ。そして病院に総合診療医を呼び込むことだ。筆者が勤務している横須賀市の衣笠病院も２００床以下、併設施設に老健、特養、在宅診療クリニック、訪問看護ステーション、通所介護事業所等を持っている。そして今や総合診療医の養成に注力しようとしている。

さて、以上コロナと三位一体改革、２０２５年問題を見てきた。この中で先手を打つべきはまずは医師の働き方改革、特にタスクシフト、ＩＣ、ＡＩ、ロボットを含めたマネジメント改革だ。そして人口減の甚だしい地方では、地域医療連携法人に先手を打つべきだ。さらに２００床以下病院が２０２５年へ向けて目指すは、地域包括ケアシステムの中核となる病院運営だ。そしてその運営には総合診療医が必要だ。

コロナ後の先手は見えている。その打ち手を迷わず指していこう。

〈参考文献〉

武藤正樹著『新型コロナで医療が変わる』　日本医学出版２０２０年

③ 総合診療医の活躍

総合診療医というとテレビの『総合診療医　ドクターG』（2010〜2017年、NHKで放映）を思い浮かべるかもしれないが、それは総合診療医の一面にしかすぎない。総合診療医とは、診療科の専門にとらわれずに患者をトータルに、そして地域の中で継続的に診療を行っていくのが本来の姿だ。総合診療医は高齢化時代にあって、これからますます期待される存在になるだろう。本章ではこの総合診療医について見ていくことにする。

（1）総合診療医とは？

今、総合診療医が注目されている。高齢化が進み、複数疾患を抱える患者が増えた。また医療ばかりでなく介護を必要とする患者も増えた。そして認知症も激増している。さらに格差社会を反映して、高齢者の貧困問題も大きな地域課題となっている。

こうした患者が抱えるさまざまな課題の解決に地域でたちむかうのが総合診療医である。

2018年4月の新専門医制度のスタートに伴い、19番目の基本領域に総合診療専門医が位置付けられた。ただ、その専門医としての総合診療医の具体的な姿がまだ不鮮明なこともあり、総合診療を専攻医として選ぶ医師の数は2018年は184人、2019年も179人、2020年も191人とまだまだ少数派だ。

この総合診療医の養成が、日本の医療に与える影響を明らかにする目的で行われた、2018年厚生労働科学特別研究事業「総合診療が地域医療における専門医や他職種連携等に与える効果についての研究」（研究代表者　前野哲博、筑波大学医学医療系／同付属病院総合診療科教授、以下「研究報告」）から見ていこう。

研究報告ではまず総合診療医を、日本専門医機構が定めた以下の定義を用いて規定している。

「日常遭遇する疾病と障害等に対して適切な初期対応と必要に応じた継続的な診療を全人的に提供するとともに、地域のニーズを踏まえた疾病の予防、介護、看とりなど、保健・医療・介護・福祉活動に取り組み、たえざる自己研鑽を重ねながら、地域で生活する人々の命と健康にかかわる幅広い問題について適切に対応する」

そして研究報告では、総合診療医の実態を全国の日本プライマリ・ケア連合学会が認定する家庭医療専門医を対象として調査している。調査は家庭医療専門医673名のうちの147名で実施された。それによると総合診療医は診療所から病院まで、都市部から町村部まで幅広いフィールドで診療しており、外来、病棟、訪問診療にわたる診療活動を行っていた。その扱う対象は、小児から高齢者のすべての年齢にわたり、医学生・研修医への教育にも携わっていた。

（2）総合診療医の活躍事例

研究報告では総合診療医の活動事例集が興味深い。その中からいくつかの事例を見ていこう。

事例①　過疎地域の公立病院の地域医療再編への貢献

過疎高齢化が進む奈良県南和医療圏にある3つの公立病院、県立五條病院（160床）、町立大淀病院（155床）、国保吉野病院（98床）が、2016年4月から地域再編する過程の中で総合診療医が果たした事例である。

この医療圏では脳出血を起こした妊婦のたらいまわし事件をきっかけとして、地域医療の再生が待ったなしの状態だった。こうした中、県立五條病院で2013年、従来の内科の枠組みを改変して、へき地医療で豊富な経験を持つ医師3名とレジデント4名で総合診療を実践する総合内科を立ち上げた。効果はてきめんで、救急車受け入れ台数は立ち上げ前の2012年（平成24年）と比べて47％、1503件とV字回復をした。**地域のニーズをくみ上げた総合内科の取り組みで病院も活性化し、公的病院の地域医療再編への地ならしとなった。**

事例②　急性期病院の在院日数短縮

京都府福知山市にある市立福知山市民病院（354床）は、2008年より総合内科を発足させた。総合内科の発足する前は、同院では呼吸器内科、神経内科、糖尿病内科は非常勤体制であった。このため常勤医不在の診療科の入院患者は、非専門の他科の医師が対応していた。

総合内科の発足以後は、これらの非常勤科の入院患者を総合内科の医師が診療することで、入院期間が減少した。肺炎ではそれまでの21・6日から16・0日へ、脳梗塞では24・2日が19・9日に減少した。また整形外科の高齢入院患者に対して、総合内科が内服薬の調整・整理、合併症・既存症の治療に介入したところ、整形外科の入院期間が49・3日から35・6日と大幅に減少した。**総合内科が他科とのタスクシェアで在院日数が減少した事例である。**

　また市立福知山市民病院の近隣にある国保病院（72床）が経営困難に陥った。この国保病院を２０１５年に市立福知山市民病院の分院化したとき、同分院に総合診療医を福知山市民病院より赴任させた。この結果、分院は福知山市民病院の後方病床として機能して、本院の平均在院日数が短縮した。また、総合診療医が赴任した分院からの訪問診療は、それ以前と比べて月平均で14件から80件以上に増加し、**地域包括ケアの推進にも貢献した。**

事例③　都市部の病院の地域包括ケア病棟への貢献

　神奈川県横浜市にあるＪＣＨＯ横浜保土ヶ谷中央病院（２４４床）では、ＪＣＨＯ版総合医プログラムの一環として、２０１５年に総合診療科を設置し総合診療医が赴任した。そして２０１６年に地域包括ケア病棟（31床）開設時に総合診療医が同病棟の担当医となった。それ以来、**地域包括ケア病棟で、神経難病、統合失調症、高次脳機能障害、緩和ケアなど広範囲の疾患を診るようになった。**また２０１７年に入退院支援部門ができ、早期からの入退院支援を行うようになった。こうした新しいシステムの構築にも、総合診療医が看護部と協力して貢献している。また外来においても、総合診療医への地域からの外来の紹介件数が年々増加している。

事例④　中規模病院の収支改善

　高知県安芸市のあき総合病院（２７０床）に２０１４年に総合診療医が着任した。赴任した総合診療医は、いわゆる「なんでも屋」として外来や救急外来、当直、入院患者の診療を担当した。この結果、総合診療科の入院患者数は、当初の年間３００人から５００人まで増えた。

総合診療医は、臓器別専門医が苦手とする脱水や発熱、誤嚥性肺炎、関節痛で動けなくなった高齢者、尿路感染、心不全、あるいは診断に苦慮する病状に対する診療を積極的に行った。また総合診療医が司会で行う、毎朝の入院患者ミーティングは学生や研修医に好評だ。こうして2012年の総合診療医の赴任後、**救急搬入症例の増加、研修医を含む若手医師数の増加により、2013年より病院の収支が黒字化した。**

事例⑤ 地域の健康づくりへの貢献

大阪府大阪市にある淀川勤労者厚生協会付属西淀病院（218床）では、2013年に総合診療医が院長に就任して以来、総合診療医による総合外来が始まった。**これにより外来患者数が600人から1500人へと増加した。**また2014年より高齢者診療に強い病院を目指すことを掲げた。その中で高齢認知症患者に対する対応の「ユマニチュード」の学習や、高齢者のポリファーマシー、せん妄予防対策、アドバンス・ケア・プランニング等を実施した。また2014年にWHOが推進する地域住民の健康づくりのヘルスプロモーション・ホスピタルネットワークに加盟し、地域住民の健康づくりにも貢献している。

事例⑥ 小規模病院の経営改善事例

福岡県飯塚市の頴田（かきた）町立病院（96床）は2007年に経営不振と常勤医の退職により、同市内の麻生グループの医療法人に経営移譲することとなった。移譲後は麻生グループの飯塚病院（1048床）の総合診療科から、総合内科の経験を積んだ医師数名が交代で頴田病院に派遣されることとなった。また頴田病院では、飯塚病院と関係のある米国のピッツバーグ大学メディカルセンターの家庭医療学部から、指導医を招いて専攻医の教育に当たることになった。

この結果、２０１８年までに10名の日本プライマリ・ケア連合学会の家庭医療専門医が育ち、九州における最大規模の総合診療医の養成プログラムにまで成長した。

またこうした教育プログラムのおかげで頴田病院には医師も集まるようになった。**その数も２００８年の３名から２０１７年には14名となり、総収入も２００８年の５・８億円から２０１６年は21・６億円となり黒字化した。**

（3）期待される総合診療医

以上、総合診療医の活躍ぶりについて見てきた。しかし総合診療医はまだまだその数が足りない。その必要性については、すでに社会保障制度改革国民会議報告書（２０１５年）でも、「高齢化に伴い、多様な問題を抱える患者にとっては、総合診療医による診療のほうが適切な場合が多く、その養成と国民への周知を図ることが重要」と述べている。

しかし、総合診療医は放っておいただけではその数は増えない。総合診療医の確保計画は、都道府県の医師確保計画、地域医療構想の中で立てるべきである。病院勤務の総合診療医の確保については、地域医療支援病院、在宅療養支援病院・診療所、地域包括ケア病棟を有する２００床以下病院等についてまず実施すべきだ。

それには総合診療医の確保のためのインセンティブ策も必要だ。地域医療総合確保基金、地域医療に従事する地域医師枠等を用いて、総合診療専門医養成プログラムを作成してはどうか。さらに総合診療医を医療法や診療報酬等で要件化してはどうか。たとえば200床以下の地域医療支援病院の施設要件に総合診療医を入れる。

また200床以下の病院の地域包括ケア病棟や、在宅療養支援病院・診療所の施設要件や診療報酬インセンティブに総合診療医を入れてはどうか。

中小病院の経営改善に、総合診療医の確保が待ったなしだ。

〈参考文献〉
厚生労働科学特別研究事業「総合診療が地域医療における専門医や他職種連携等に与える効果についての研究」（研究代表者 前野哲博、筑波大学医学医療系／同付属病院総合診療科教授）報告書2018年

❹ 総合診療医の養成

さて本項では、総合診療医の成立の経緯とその養成について見ていこう。２０１３年に「総合診療医」が19番目の専門医として決まった。思えば１９８０年代の「家庭医」騒動から始まり「かかりつけ医」と変遷してきたわが国のプライマリ・ケア医論争が、30年以上にわたる紆余曲折を経て「総合診療医」としてようやく定着することになった。

本項ではこの総合診療医の養成について振り返ってみよう。

（1）総合診療専門医

２０１３年4月、厚生労働省の「専門医の在り方に関する検討会」（座長、高久史麿日本医学会会長）の報告書が公表された。この中で特筆すべきは、「総合診療専門医」を総合内科専門医、精神科専門医、産婦人科専門医などの基本領域の専門医の19番目の専門医として位置づけたことだ（図表2‐4‐1）。

報告書では総合診療医に求められる役割として、「**日常的に頻度が高く、幅広い領域の疾患と障害等について、わが国の医療提供体制の中で、適切な初期対応と必要に応じた継続医療を全人的に提供すること**」としている。

【図表2-4-1】 19の基本領域の専門医
（専門医に関する検討会報告2013年より）

① 総合内科専門医
② 精神科専門医
③ 産婦人科専門医
④ 泌尿器科専門医
⑤ 麻酔科専門医
⑥ 救急科専門医
⑦ 小児科専門医
⑧ 外科専門医
⑨ 眼科専門医
⑩ 脳神経外科専門医
⑪ 病理専門医
⑫ 形成外科専門医
⑬ 皮膚科専門医
⑭ 整形外科専門医
⑮ 耳鼻咽喉科専門医
⑯ 放射線科専門医
⑰ 臨床検査専門医
⑱ リハビリテーション専門医
⑲ 総合診療専門医

さて、ここでわが国におけるプライマリ・ケア医論争を紹介していこう。もともと「プライマリ・ケア医」という言葉は、わが国では1970年代のころ聖路加国際病院の日野原重明氏らが中心になって使い始めた。そして1980年ごろ、当時の日本医師会長の武見太郎氏が「米国ではプライマリ・ケアの専門医がいる。これを学んでは？」という発案から当時の厚生省が国立病院の医師をプライマリ・ケア留学に米国に送り出すことになった。このため、この留学プログラムは当時、関係者の間では「武見プログラム」と呼ばれていた。冒頭に述べたように筆者もこの武見プログラムで、1986年から1988年に米国に留学したという経緯がある。

（2）米国の家庭医

ここで少し米国のプライマリ・ケア医について触れておこう。米国でも専門医としてのプライマリ・ケア医が確立したのは、1969年のことで、米国では第20番目の専門科として誕生した。このとき誕生したプライマリ・ケア専門医は「**家庭医**(Family Practitioner)」と呼ばれた。

米国において家庭医という専門医が誕生した背景には、米国においても行き過ぎた専門医制度があった。米国でもかつて住民を支えていたのは古き良き時代の「一般医（General Practitioner)」であった。しかしその後、専門医制度が急速に普及し、一般医はどんどん減少していくことになった。一般医がいなくなると困るのは住民である。このため専門医万能の現代医療と、従来型の一般医の折り合いをつけるために編み出されたのが専門医としての「家庭医」であった。そして家庭医を養成するレジデントプログラムは米国連邦政府や州政府の後押しもあってその後、全米各地に順調に増えていく。

さて、その家庭医のレジデント養成プログラムは、どのようなプログラムだろうか？　筆者が留学したのは、ニューヨーク州立大学のブルックリンにあるダウンステート・メディカルセンターであるが、その留学中に、そのプログラムを経験した。それは一言でいえば「スーパーローテート」プログラムである。

大学病院の家庭医療科の外来センターをベースに、大学関連病院の内科、外科、産婦人科、小児科、精神科、救急外来（ＥＲ）などを1〜2カ月おきにローテートした。ERはブルックリンのキングスカウンティ病院のERをローテートした。米国には有名なＥＲが３つある。それがテレビ番組でも有名になった、シカゴのクックカウンティ病院であり、ロスアンジェルスのＬＡカウンティ病院、そしてニューヨークのキングスカウンティ病院のＥＲである。キングスカウンティ病院のＥＲも、日本でもテレビ番組で放映されたＥＲそっくりだった。おかげでさまざまな救急症例を見ることができて、その経験はいまだに役だっている。また米国の家庭医療学科では老年医学も強調されていた。このため著者も生まれて初めての往診実習が、ブルックリンの老人アパートだった。

(3) 家庭医論争

さて、こうした経験をして筆者が日本に帰国したのが１９８９年だった。帰ってみてびっくりしたのは、当時、日本では家庭医をめぐって厚生省と日本医師会の間で大論争が起きていたことだ。事の経緯は以下のようである。まず１９８６年に厚生省健康政策局に「家庭医に関する懇談会」が発足した。しかしこの懇談会に対して、日本医師会は「家庭医構想は、厚生省の開業医に対する国家統制」として強く反発した。この結果、この懇談会は家庭医の機能を第5章の図表5-3-1（198頁参照）のように定義づけたものの、その他にさしたる成果もなく、しかも「家庭医」に対する強烈なアレルギーを医師会側に植え付けただけで終える。この結果、家庭医の代わりに日本医師会が提唱したのが「かかりつけ医」で、その後、「家庭医」という用語は消え、「かかりつけ医」が定着することになる。

この懇談会の失敗の原因はいくつかある。ひとつは医師会側に人頭割による包括報酬を採用している英国の一般医（GP）制度や、米国の制度に対する強い反発が挙げられる。当時の厚生省も人頭割の支払い制度までは考えてはいなかったのだろうが、医師会の官僚主導による「制度としての家庭医」への警戒感が、当時の「家庭医問題」の最大の原因だろう。それと懇談会の事務局の若手の厚生省の医系技官たちが、理想肌ではあったがいささかナイーブで、日本医師会の感情的な反発の火にさらに油を注いだということもあったようだ。

このため家庭医問題はその後、まったく顧みられず時間が過ぎる。次にプライマリ・ケア医問題が動き出すのは、2004年からの新しい臨床研修制度まで待たねばならなかった。新臨床研修制度では、プライマリ・ケアを中心とした幅広い診療能力の習得を目的に、卒後2年間の基本診療科の各科ローテート方式の臨床研修を義務付けたものだ。そしてようやく今回の専門医制度としての総合診療医にたどり着く。まさに日本の家庭医問題の失われた30年であった。

（4）プライマリ・ケア連合学会の誕生

次に、こうした国の制度の動きとも連動した、わが国のプライマリ・ケア関連の学会の動きを見ていこう。プライマリ・ケア関連では、1970年代にもっとも早く出来たのが、プライマリ・ケア学会である。この学会はそれまでの開業医師が中心に作っていた実地医家の会が母体になり、医師以外の職種も自由に参加できる学会として発足した。しかし、プライマリ・ケア学会があまりに対象が広くなり過ぎたため、家庭医療学に興味を抱く医師が、提案して1980年代半ばに立ち上げたのが家庭医療学研究会で、それを母体に家庭医療学会が2002年に生まれる。もう一つの関連学会は、総合診療医学会である。1980年代の後半から国内でも大学医学部や総合病院に総合診療科を設置する動きが出てきた。この学会はこうした大学や病院の総合診療科の会員が多いのが特徴で、主に研究に重点をおいていた。これら3つの関連学会は、内容も会員も重なるところが多かったので3学会が協力して、2010年から日本プライマリ・ケア連合学会として統合されることになった。

(5) 諸外国の家庭医事情

さて次に、目を国外に転じて先進各国のプライマリ・ケア医の専門医の養成課程について見て行こう。先進各国ではプライマリ・ケアの専門医として、「**家庭医**」を養成している国のほうが圧倒的に多数派だ。たとえば、先進各国では米国、英国、カナダ、オーストラリアなどの英語圏の国はもちろんのこと、北欧3国とオランダなどのヨーロッパ諸国も家庭医が優勢だ。キューバや南米諸国でも、家庭医養成が進んでいる。また東アジアでは韓国、台湾、フィリピン、香港、シンガポール、マレーシアなどでは、専門医としての家庭医の養成が順調に軌道に乗り、プライマリ・ケアの担い手になりつつある。先年、韓国を訪れたときも病院の中に、「家庭医療科（ファミリープラクティス）」という標榜看板をみつけて懐かしい気がした。このようにプライマリ・ケアの専門医としての家庭医は、いまやプライマリ・ケア医の世界標準になりつつある。その唯一の例外がこれまでの日本と言える。

（6）総合診療専門医養成カリキュラム

２０１３年から19番目の専門医としてスタートした総合診療専門医がどのようなカリキュラムによって養成されるのかを見ていこう。２０１５年4月20日に日本専門医機構の「総合診療専門医に関する委員会」から、このカリキュラム案が公表された。なおこの委員会は日本医師会、病院団体協議会、全国医学部長・病院長会議、6学会、現場の医師で構成されている。

まずカリキュラム案では総合診療専門医が有すべき以下の6つのコアコンピテンシーが示された。

①人間中心の医療・ケア：患者中心、家族志向型、コミュニケーション等
②包括的統合アプローチ：多様かつ複雑な健康問題への対応、臨床推論、健康増進と疾病予防、継続的な医療・ケア
③連携重視のマネジメント：多職種協動のチーム医療、医療機関連携及び医療・介護連携等**④地域志向アプローチ**：保健・医療・介護・福祉事業への参画、地域ニーズの把握等
⑤公益に資する職業規範：倫理観、説明責任、自己研鑽、研究・教育等
⑥診療の場の多様性：外来、救急、病棟、在宅等

以上のカリキュラム概要を見ても、総合診療専門医が今日求められる地域包括ケアシステムにおいて果たす役割が多いことがわかる。地域包括ケアシステムとは、高齢者の支援を目的とした総合的なサービスを地域で提供する仕組みのことだ。「団塊の世代」が75歳以上を迎える2025年をめどに、厚生労働省は住まい・生活支援・介護・医療・予防をパッケージとして送り届けるシステムの構築を目指している。

この地域包括ケアシステムと総合診療専門医との関係を、まずそのカリキュラムの中から見ていこう。まず地域包括ケアシステム、とくに在宅医療との関わりで言えば、上記の①人間中心の医療・ケアにおける「家族指向型」が挙げられる。これは家庭医の概念でもある「家族ぐるみの医療・ケアを実践すること」は、そのまま地域包括ケアシステムにおける在宅医療においても重要な概念だ。

次に②包括的統合的アプローチでは、健康増進や予防医療、リハビリテーションの実施など臨床的に統合したアプローチや、地域住民や他の医療機関との継続性、診療情報などの継続性という、継続的なアプローチが必要とされていて、まさに地域包括ケアシステムの考え方にも合致する。

そして、③連携重視のマネジメントでは、多職種連携のアプローチやその中でリーダーシップを発揮しつつ、コーディネートする能力を身につけるとしている。同様に医療と介護の連携を円滑に行える能力を身につけるとしている。これらはまさに、地域包括ケアシステムにおける医療と介護連携の担い手として総合診療専門医がふさわしいと言える。

④地域志向アプローチでは、わが国の医療制度や地域の医療文化と保健・医療・介護・福祉

の現状を把握した上で、これらの事業に対して積極的に参画する能力を身につけるとしている。そして地域の現状から見出される優先度の高い健康関連問題を把握し、その解決に対して各種会議への参加や住民組織との協同、あるいは地域ニーズに応じた自らの診療の継続や変容を通じて貢献できることとしている。以上のように総合診療専門医のコアコンピテンシーは、地域包括ケアシステムを構築する諸要素と一致している。

さて、具体的なカリキュラム案としては、初期臨床研修を終了した後の医師を対象とし、3年間の以下の研修を行うというものだ。その内容は内科、小児科、救急の基本診療研修を12ヶ月、病院、診療所、総合内科で総合診療に関する専門研修を18ヶ月、外科、産婦人科、整形外科、精神科などの関連診療科研修を6ヶ月行い、研修後に総合診療専門医の試験がある。その他、すでに地域で活躍している医師が習得するコース、他の専門医からの移行型も検討されている。

最後に総合診療専門医の今後の養成スケジュールを見ていこう。実際に上記の専門医研修が始まるのは2017年からで、最初の専門医認定が行われるのは研修期間3年である。しかし2020年に実際に蓋を開けてみると、総合診療医の専攻医登録はわずか191人であった。せめて500人程度は欲しいところだ。この数が今後とも増えることが期待されている。

団塊の世代800万人が後期高齢者になる2025年、日本は未曾有の超高齢社会を迎える。そのときこそ臓器別専門医ではなく、多くの疾患を抱える高齢者を、地域住民と密着して総合的に診ていく総合診療医の活躍の時代となると言える。

第3章
海外の〝家庭医〟はどうなってるの？

本章では世界の家庭医の事情を米国、英国、フランス、ドイツを例に見ていこう。とくに米国については、筆者がブルックリンの家庭医療科の留学で体験した、養成の現場について見ていこう。そして米国における家庭医の最新事情であるメディカル・ホームの現状、英国の一般医の質に基づく支払い方式、フランス、ドイツのかかりつけ医の現状について紹介していく。とくに家庭医とその登録制、疾病管理、質に基づく支払い方式の評価について見ていこう。

1 ブルックリンの家庭医療科留学

著者は旧厚生省の留学プログラムで、1986年から88年までニューヨーク州立大学のブルックリンにある家庭医療科に留学した。留学中はレジデントと一緒に内科を始めとして産婦人科、小児科、ERや精神科、さらには在宅医療も経験した。本章では筆者が体験した、米国の家庭医養成制度の体験記を紹介していこう。

(1) ダウンステート・メディカルセンター

1986年から88年に、ニューヨーク市ブルックリンの下町にあるニューヨーク州立大学附属病院の、ダウンステート・メディカルセンターに旧厚生省の派遣で留学した。それまでは旧国立横浜病院で外科の医師として外科病棟や外来で働いていた筆者であるが、この留学が人生の転機となった。さてこの留学プログラムは、「厚生省臨床指導医留学制度」と呼ばれていた。このプログラムの経緯は、日本医師会長だった武見太郎氏が「米国ではプライマリ・ケアの専門医がいる。これを学んでは？」という発案から、当時の厚生省が国立病院の医師をプライマリ・ケア留学に米国に送り出すことから始まった。

留学には家内とまだ小さかった3人の子供たちを連れていった。住まいはニューヨーク州のおとなりニュージャージー州のフォートリーにアパートを借りた。そして毎朝ハドソン川にかかるジョージワシントン橋を渡ってマンハッタンに出て、地下鉄を乗り継いでブルックリンに通った。

(2) 家庭医療科のカリキュラム

専門医研修としての家庭医療科（ファミリープラクティス）の研修は3年間だ。内科、外科、小児科、産婦人科の他に精神科などもローテートする。いわゆるスーパーローテーションが基本だ。ローテーションでは午前中は大学附属病院の家庭医療科の外来、午後から各科ローテーションが組まれている。そして時には当直も行う。

家庭医療科の外来で学ぶことは、日常疾患（コモン・ディジーズ）の研修、そして予防や健康教育も行い、健診業務も合わせて行う。それと家庭医療科で強調されているのは行動科学だ。日本ではなじみが薄いが、家庭医療科に常駐しているソーシャルワーカーや臨床心理士たちと一緒に患者を診る。常時、社会心理学的背景を考慮する習慣を身に付ける。また行動科学では様々な社会資源の見学も行う。

【図表3-1-1】家庭医療科レジデント週間予定

	月	火	水	木	金	土	日
午前	病棟	新患外来	予約外来	病棟	救急	研修単位	休み
午後	カンファレンス	禁煙外来	訪問診療	カンファレンス	当直明け	休み	休み
夜間	夜間内科当番			夜間診療＋当直			

ブルックリンの家庭医療科に居たソーシャルワーカーのルースの言葉はいまだに忘れられない。

「純粋に医学的問題なってありっこない！　常に社会心理背景を考えるように！　なぜこの患者が受診したのかを考えるように」

というの口癖だった。

そして外来におけるコミュニケーションスキルの向上だ。指導医（アテンディングドクター）がレジデントが患者を診察する様子をハーフミラー越しに観察して、その対応についてコメントをくれる。

また行動心理学の一環として医療人類学の授業もあった。ニューヨークではハイチからの移民が多い。そのためハイチの祈祷医がおこなう「ブラックメディシン、ホワイトメディシン」の講義もあった。そして老年医学も家庭医療科で重点を置く科目だ。多くの時間を割いて老年医学を学ぶ。そして在宅訪問も老年医学研修の一環だ。図表3-1-1に家庭医療科のレジデントの週間予定を示す。

(2) 行動科学プログラム

ニューヨーク州立病院附属のダウンステート・メディカルセンターの家庭医療科では、家庭医療科のレジデント達と一緒に各診療科をローテートした。午前中はおもにダウンステート・メディカルセンターの家庭医療科の外来センターで、レジデントと患者の診察をしたり、指導医（アテンディング・ドクター）とのカンファレンスに参加したりしていた。午後からはさまざまな家庭医療科の研修プログラムに参加するため、レジデントと一緒になってブルックリンやマンハッタンをかけまわっていた。

その中でも1年目の3月の行動科学のプログラムが興味深かった。3月というのをなぜ覚えているかというと、ちょうどマンハッタンが聖パトリックデイのお祭りでにぎわっていたころだったからだ。このアイルランドのお祭りの日には、街がアイリッシュ・グリーンに染まる。家庭医療科でも指導医たちがこの日は緑の靴下をはいてきたり、レジデントも緑のネクタイをしてきていた。別にアイルランド人でなくても、このお祭りの日にはみんな緑（アイリッシュ・グリーン）を身に着けるのが決まりだ。

こんな3月に行動科学のローテーションで、さまざまなプログラムや施設見学に行った。アルコール・アノニマス（禁酒会）の集会への参加や、男性同性愛者（ゲイ）グループへのエイズ教育活動、さらにはゲイとレスビアンの保護センター。静注麻薬患者のプログラムなどニューヨークならではの行動科学見学研修のプログラムがひしめいていた。

禁酒会の見学のときは、ブルックリンの下町の集会室に迷子になりながらたどりついて、部屋の一角からその様子をながめていた。黒人の男女たちが車座になって、ブルックリンなまりの強い英語で、アルコール依存症の悩みや苦しみを、おたがい告白するといった集会だった。なかには感極まって泣き出す女性もいて、ちょうど3月の低く雲の垂れ込めたブルックリンの空のように、重苦しい雰囲気の集会だった。

また、マンハッタンの下町のYMCAのスポーツセンターの一室で行われていた、同性愛者のグループのエイズ教育活動にも参加した。当時、ニューヨークでゲイの間でエイズが拡がっていた。ただゲイコミュニテイは高学歴で、教育介入効果があるので、エイズ予防教育活動として、当時のニューヨークのエイズ予防活動の中では、ゲイに対する教育活動がよく行われていた。その教育活動を見学した。

またマンハッタンのゲイとレスビアンの保護センターにも行った。思春期のゲイやレスビアンを、周囲の偏見や差別から保護するためのセンターだ。保護センターはマンハッタンの下町の雑居ビルの一角にあって、学校の教室のようなつくりだった。実際にそこでは登校できない、ゲイやレスビアンの少年・少女のために学校も開かれているという。いまでは思春期のゲイやレスビアンは性同一障害として認知されているが、80年代後半のニューヨークでもようやくそれが認知されはじめたころだった。

そのほか成人の精神遅滞のグループホーム見学にも行った。住宅街の一角にグループホームがあった。5～6人の精神遅滞の入居者が共同でくらして職業訓練に通っている。年齢もさまざま、中には小人症の人もいて白雪姫に出てくる7人の小人のお家といった感じだった。

さらに当時、ニューヨーク市が行っていた、麻薬静注患者にきれいな注射シリンジを配布したり、代用麻薬であるメサドンを配布する麻薬患者の更生プログラムの現場も見学した。当時のニューヨークでは麻薬患者の間では、ヘロインやコカインの静注するときにインスリン注射用のシリンジを使い回しするので、エイズが拡がっていた。このためニューヨーク市は、きれいなシリンジ配布と代用麻薬であるメサドンによる、離脱プログラムを組み合わせて実施していた。麻薬の静注に用いる、インスリン用のシリンジをもらいにならぶ、麻薬患者の列がいまでも記憶に鮮明だ。

聖パトリックデイのアイリシュ・グリーンとニューヨークの曇り空、そして行動科学のローテーションがなぜか記憶の中に混在していまでもときどきよみがえってくる。

(3) ブルックリンの在宅訪問

ブルックリンの家庭医療科のローテーションで思い出に残るのは、老年医学科だった。米国の家庭医学科では、とくに老年医学が強調されていたこともあって、とくに印象に残ったのだろう。老年医学科では、外来の診察室でお年寄りを診ることや、往診でお年寄りの在宅訪問（ホームビジット）を経験した。老年医学科の外来で、お年寄りと交わした会話は今では懐かしいブルックリンの思い出になっている。あるとき、90歳近い亡命ロシア人のおばあさんで、ブルックリンの海岸に近いコニーアイランドに住んでいる患者さんが診察に来られた。診察を終えて雑談になったとき、わたしが日本人だと気づいたおばあさんが「ところでお国のエンペラーが、ご病気のようですが……」という。ちょうどそのころ昭和天皇が入院したことがニュ

【図表3-1-2】高齢者総合評価（CGA）の構成要素

CGA構成要素	項目
医学的評価	診断的問題リスト 合併症リスト 薬剤リスト 栄養評価
身体活動評価	日常生活動作（ADL） 機能的ADL 歩行と平衡機能 運動レベルスケール
心理的評価	認知症テスト 気分（うつ状態）テスト
社会環境評価	居住形態 経済状態 介護保険 自宅環境 交通や電話などによるコミュニケーション

ーヨークタイムズでも報道されていた。「日露戦争のことは子供心にも覚えている」という。帝政ロシアで迫害を受けてニューヨークに逃れてきた亡命ユダヤ人としては、そのロシアを打ち負かした日本がよほど強烈な印象として残っているのだろう。

老年医学科では在宅訪問の実習もあった。これもブルックリンに住む80歳代の一人暮らしのユダヤ人のおばあさんのアパートに行った。お風呂場で転倒して大腿骨頸部骨折を起こしたというおばあさんの家に、老年医学の専門医の運転する真っ赤なフェラーリで、看護師、ソーシャルワーカーやレジデントたちと一緒に乗り込んだ。

老年医学の専門医が言う。「見てみろ、このくらいバスルームを！　あの電球はいくらする？」「50セントぐらいでしょうか？」「では人工股関節置換術の手術料は？」「1000ドルぐらいですね」「そうだ。どっちが高い？」「電球を取り替えて明るくすれば、転倒が予防できて、医療費

1000ドルが節約できる」。そのあと冷蔵庫をあけて、食材をチェックしたり、薬箱をあけて服薬状況を見たりして帰ってきた。

こうした自宅の環境も含めた総合評価を行うのが、当時から米国の老年医学科では当たり前のことになっていた。これは高齢者の総合評価プログラム（Comprehensive Geriatric Assessment：CGA）と呼ばれていて、外来の診察や往診のあと、カンファレンスルームで、老年医学の専門医、レジデントや看護師、ソーシャルワーカーともに、診察した高齢患者を評価する。高齢者の問題は医学的問題と社会的問題の複合問題だ。高齢者の評価は多面的に総合的に、多職種チームで行うべきだろう。

具体的にはCGAは以下の4つの側面について行う。①医学的評価、②身体活動評価、③心理的評価、④社会環境評価。そしてこの4つの側面について前頁の表のような測定尺度を用いて行う（図表3-1-2）。

（4）ER（救急医療部）

米国の3大ER（Emergency Room 救急医療部）と言えば、ブルックリンのキングスカウンテイ、シカゴのクックカウンティ、ロサンジェルスのLAカウンティのそれぞれの病院のERだろう。マイケル・クライトン作のテレビドラマでおなじみのERは、シカゴのクックカウンティホスピタルがモデルだ。カウンティホスピタルというのは、郡病院のことで州政府が運営している。

ニューヨーク州立大学のダウンステート・メディカルセンターに留学したとき、2ケ月だけだが、キングスカウンティ病院のＥＲをローテーションした。ＥＲはまさにテレビドラマのＥＲの世界で、休みなく動いている。12時間シフトだったけれど、あっという間に時間が流れるように過ぎてしまうような気がした。

ちょうど１９８０年代後半の米国でエイズ全盛のころなので、ＥＲを訪れる患者もエイズ患者が多かった。はじめてカポジ肉腫を見たのもキングスカウンティのＥＲだ。20代のヒスパニックの男性で、息切れで受診した。聴診をしようと胸をあけたとき、彼の胸に一面のワインレッドの母指頭大のスポットが一面に散らばっているのを見て驚いた。一緒に診ていたレジデントが「ＫＳ（カポジ・サルコーマ）だ！」と小声でささやく。胸部レントゲンを撮ると、変化はとくにない。しかし血中酸素飽和度がかなり下がっていて、入院となった。結果はカリーニ肺炎だ。

てんかん発作で受診したヒスパニックの男性も、頭部ＣＴでリング・エンハウンスメント像が見られて、ただちにトキソプラズマ脳症と診断された。みんな麻薬常習者だった。

それにＥＲには犯罪がらみの患者も多い。ニューヨーク市警の警官が、怪我をした容疑者をつれてきて、患者の手錠を無造作に、診察台に括り付けていくことなど珍しくない。銃創を始めてみたのもＥＲだ。ティーンエイージャーの男の子で、上腕に貫通銃創を受けてやってきた。もののみごとに銃弾が突き抜けている。本人は意外にケロッとしていて、「拳銃が安物だったから助かった」などと言っている。

さて貫通銃創の消毒は簡単だ。銃弾は高温で射出されるので、無菌状態だ。それに止血もあまり必要ない。高温で血管が凝固してすでに止血しているからだ。

（5）外科病棟

キングスカウンティ病院の外科ローテーションもなかなか楽しかった。もともと日本で外科医だったので、古巣に戻ったようだった。ただ米国の外科の回診の早いのには参った。回診がなんと朝の6時スタートだったからだ。この時間に間に合うには当時住んでいたニュージャージーのフォートトリーを、なんと朝の4時半に出ないと間に合わない。外科ローテーション中はフォートトリーのまだあけやらぬバス停で、マンハッタン行きの始発バスを待つはめになった。そして外科病棟に行くと、黒人のチーフレジデントのもとで回診が始まる。チーフレジデントといえば病棟やオペ室のスーパースターだ。全権を握っていて、手術の大半に入る。回診の前に彼は全病棟のカルテをチェックし終えていて、号令一下、回診を始める。そして手術室に8時前には入る。

手術室でおどろいたのは手術室で、バックグラウンドミュージックでポップ音楽を流していたことだ。今では日本の手術室でも音楽は流れているが、当時はめずらしかった。あとは日本の手術室と大差はない。ただ執刀医が自ら糸結びまでするのはちょっと意外だった。日本の場合は助手が糸結びをするルールだったからだ。それに消化器がんの手術でもあまりリンパ節郭清などしないことにも、ちょっと驚きだった。日本でしつこくリンパ節郭清を教え込まれていたので、「あれ？　これでいいの？」という気がした。あとは術中の軽口やジョークは日本と大差はない。

ただ外科の1年生レジデントはなかなか大変だと思った。男性レジデントも女性レジデントも区別もなく、昼夜を問わず働き詰めで、スレーブワーク（奴隷仕事）そのものだ。オペ着のままロッカールームで雑魚寝状態も当たり前、当直で3日間連続労働も当たり前という感じだった。まだ米国の医師の働き方改革が始まる前のことだ。

ちょうど外科のローテーションが夏だったこともあって、オペ室では1960年代の懐メロ、ナットキングコールの「暑い夏をぶっとばせ（Those Lazy-Hazy-Crazy Days Of Summer）」が流れていた。このメロディーを聞くたびに、今でもニューヨークの熱い夏と、ブルックリンのオペ室の光景がよみがえってくる。

（6）精神科

1980年代後半のブルックリンの家庭医科のローテーションで、一番の印象に残ったのは精神科ローテーションだ。ブルックリンのクラークソン通りに面したキングスボロー精神病院に2ヶ月毎日通った。もともと日本では外科医しかしたことがなくて、精神科なんて大学の学生実習（ポリクリ）以来のことだ。

でも精神科のローテーションは、最初の日からびっくりの連続だった。まずニューヨークの精神科医の格好の奇抜さに驚いた。ジーンズにピアスという、まるでロック歌手のようないでたちの医者が、精神科の指導医（アテンディングドクター）なのだ。そして、そのニューヨーク訛りの早口英語から出てくるのはなんと、エゴとかスーパーエゴとかいうフロイト用語なのだ。80年代のニューヨークで、精神科はまだフロイディアンの世界なのにびっくりした。思い起こせば、すでに1980年からアメリカの精神医学会の「診断と統計のマニュアル（DSM）」

の精神科革命が始まっていたはずである。この波はまだブルックリンには届いていなかったのだろうか？

それからびっくりしたのは、精神科の薬物依存病棟のローテーションだった。当時のニューヨークはヘロイン・コカインの静注麻薬常習者の全盛期で、患者の数も半端ではなかった。このため薬物中毒治療病棟（デトキシ・ユニット）は麻薬患者であふれかえっていた。多くはメサドンという代用麻薬と安定剤で一定の解毒期間を入院してすごす。

このデトキシ・ユニットで患者のヒストリー（病歴）をとるのはなかなか刺激的だった。ときには麻薬業界のインサイドストーリーが聞けることもあって興味深かった。あるとき中毒症状も軽くてどうして入院しているのだろうと思った患者が、事情を正直に話してくれた。患者は黒人の若い男性で、麻薬のディーラーをしていた。「実は仲間に追われている。麻薬の代金の一部を盗んだのがばれた。デトキシ・ユニットは安全なのでシェルター代わりに使っている」とのことだった。

それから患者が薬物依存に陥るパターンも一定していた。アルコールからトランキライザー、そしてヘロイン、コカインの順だ。そして多くの静注麻薬常習者はインスリン注射用のシリンジの回し打ちをするので、ＨＩＶ感染が常習者の間を蔓延する。このためニューヨーク市は当時、清潔なシリンジを麻薬患者に無料配布するプログラムを行っていたくらいだ。なんと市が「麻薬を打つときには清潔なシリンジで」というキャンペーンを行っていたのだ。これにはおどろいた。

❷ 米国の家庭医～メディカルホームとACO

さてここからは米国の家庭医事情全般を見ていこう。米国の家庭医は第二次大戦前の地域で活躍した一般医（General Practitioner：ＧＰ）に源流を求めることができる。しかし戦後、米国では専門医全盛の時代を迎え、一般医であるＧＰは顧みられなくなる。しかし一般医がいなくなると困るのは地域住民である。米国ではこうして、行き過ぎた専門医制度の反省から、１９６９年に第20番目の専門医養成コースとして家庭医の専門医制度が誕生した。

しかし家庭医の誕生間もない70年代前半には、既存の専門診療科からは家庭医は理解されず、家庭医の研修医数の伸び悩みで多くの苦難を経験した。しかし連邦政府からの家庭医の研修医や研修施設に対する助成金による支援を得て、研修医数も増加し、他の専門医の信用も次第に得るようになってきた。

ここでは、こうした米国の家庭医と、その後の制度環境の変遷の歴史を振り返ってみよう。

（1）1990年代の疾病管理の時代

１９９０年代、高騰する医療費の中、民間保険会社による管理医療（マネジドケア）の全盛時代となる。そのマネジドケアの中で、家庭医は患者を振り分けるゲートキーパーとしての役割に期待がかかる。専門医にかかるにはゲートキーパーの家庭医の紹介が必要となる。しかしマネジドケアは、マイケル・ムーア監督のドキュメンタリー映画「シッコ」でも描かれたようにきわめて悪評が高い。そのお先棒担ぎとみなされた家庭医も評判を落とす。

また保険会社が採用した慢性疾患に対する疾病管理モデルも、１９９０年代に隆盛を極める。疾病管理（Disease Management）とは、ボストン・コンサルティング・グループの１９９３年の定義によれば、「疾病のすべての過程を通じて医療提供体制の資源をコーディネートする体系的アプローチのことで、情報の収集・共有化をベースにし、ヘルスケアの質を高め費用を抑えることを目標とする」。

そのポイントは以下のように６つある。

①慢性疾患の患者を対象とする
②診療ガイドラインを用いる
③プライマリケア医と専門医の連携を支援する
④患者の自己管理教育を促す
⑤経験を積んだ看護師・薬剤師の疾病ケアマネージャーの介入で、コールセンターを通じた患者フォローの仕組みを有する
⑥プログラムの臨床効果、医療経済効果を測定する

米国ではこうした保険会社などから疾病管理を外注で引き受ける、疾病管理会社が全盛期を迎える。当時、全米で疾病管理会社１５０社もあった。こうした疾病管理会社は、たとえば糖尿病、心不全、ＣＯＰＤなどの疾患別に特化した疾病管理プログラムを提供して、これらの疾患の合併症や重症化予防に貢献し、入院医療費の低減に努めていた。

その一例を紹介しよう。疾病管理会社ヘルスウェイズ社は、テネシー州ナッシュビルに本拠地を持つ１９８１年創業の米国国内で最大大手の疾病管理会社である。同社は米国の公的保険のメディケア（65歳以上の高齢者向けの公的医療保障制度）に加入している糖尿病患者を対象とする、疾病管理プログラムを提供している。ヘルスウェイズによると、疾病管理プログラムでは糖尿病患者5万人の糖尿病合併症の予防によって、患者1名について1ヶ月あたり約44ドル（10・8％）の医療費削減が達成されたという。とくに医療費削減効果は入院費用の削減で最大で、患者1人1ヶ月あたり47ドル（28％）が削減されたとのことだ。またプログラム前後でHbA1cなどの検査の受診率も向上したという。

同社による疾病管理プログラムの成功の鍵は、看護師コールセンターにあった。同プログラムでは、経験豊かな糖尿病看護マネージャーが患者に定期的に電話をかけ、糖尿病治療のための支援を行った。具体的には看護師が電話をかけて医師の指示に従うよう促し、治療・処置の合理的根拠や重要性を説明するとともに、患者の質問に答えている。こうした外注型疾病管理会社主導の疾病管理モデルでは、看護師や薬剤師の疾病ケアマネジャーが医師・患者関係に介入することになる。

さてこうした保険者主導の疾病管理プログラムの高齢者疾患に対する効果検証が、米国の保健福祉省の公的保険部門である、メディケア・メディケイドサービスセンター（Centers for Medicare & Medicaid Services：ＣＭＳ）のデモンストレーションプロジェクトによって行われる。ＣＭＳは、２００５年8月から外注型の疾病管理会社5社が参加したデモンストレーションプロジェクトで、疾病管理モデルの検証を行った。そして、その3年間の検証結果が

２００８年に出た。

この効果検証の結論によると疾病管理モデルでは、投資した金額に見合った医療費の削減は得られなかったことが判明した。理由としては、「疾病管理モデルは単一疾患モデルであるので、複数の慢性疾患を持つ高齢者のニードに対応できなかった」、また「外注型疾病管理会社は、高齢者ケアには地域との結びつきや家族を含めた包括的な視点が必要であることを理解していなかった」、また「疾病管理会社が得意としたコールセンターによる電話やウェブによる患者フォローの手法は高齢者には不向きであった」ことなどが挙げられた。

（2）2000年代の患者中心のメディカル・ホーム

こうして保険者主導型の疾病管理モデルの反省から、２００９年からＣＭＳは保険者主導の疾病管理プログラムに変わり、伝統的な家庭医モデルへの回帰を目指す「メディカル・ホームモデル」を選択する。それが「患者中心のメディカル・ホーム（Patient-centered Medical Home）」である。メディカル・ホームは、患者と医師との伝統的な関係の上に築き上げられ、患者ニーズを中心に組織化された地域の保健医療拠点のことである。メディカル・ホームは住民のプライマリケアニーズの90％をカバーする。そして専門医への紹介を行う。

さてメディカル・ホームの概念モデルを見ていこう。もともとメディカル・ホームという概念そのものは米国では別に新しい概念ではない。その起源は１９６７年に米国小児科学会が提唱した、「子供の診療記録を自宅に置いておこう」という運動にさかのぼる。その後、米国内科学会や米国家庭医療学会がこの概念を拡張して、患者がアクセス可能で、継続性があって、患者中心の包括的で、調整された、思いやりのある文化的に効果的なケアコーディネーション方式として概念整備してきたものだ。

さて、メディカル・ホームの定義は以下のようである。「患者と医師との関係の上に築き上げられ、患者ニーズを中心に組織化された保健医療のアクセスポイント（保健医療拠点）のことである。メディカル・ホームは住民のプライマリケアニーズの90％をカバーするのみならず、専門医への紹介やその他付帯サービスも提供する。メディカル・ホームはファーストコンタクト、包括的ケア、継続的予防ケア、急性、慢性疾患のニーズに応える資源となる（Grumbach and Bodenheimer, JAMA 2002）」。

またメディカル・ホームには以下の8つのポイントがある。

①かかりつけの医師（家庭医）
②チーム医療
③反応的、断片的なケアではなく、プロアクティブなケアを目指す
④特別な電子カルテによる患者登録を用いた患者フォローを行う
⑤慢性疾患（たとえば、喘息、糖尿病、心臓病）の自己管理のサポート
⑥意志決定における患者参加
⑦すべての状況におけるコーディネーション
⑧アクセス強化、たとえば、安全なメールの使用など

メディカル・ホームの実際を、２００９年から始まったＣＭＳのデモンストレーションプロジェクトを見ていこう。このデモンストレーションプロジェクトは、全米の８つの州で40万人

のメディケア対象者（65才以上高齢者）について、４００診療所、２千人のプライマリケア医の参加のもとに行われた。このデモンストレーションプロジェクトの参加要件は以下である。プロジェクトの第1レベルは、患者中心のメディカル・ホームプロジェクトへの参加同意を取ることや、患者データの収集、ケアプランの作成、患者教育などが要件となっている。第二レベルの要件としては、電子カルテを用い、血圧、検査値、予防サービスの実施状況などを記録することや、病院や診療所外来など関連施設の体系的なコーディネーション機能を行うことや、退院後の服薬リストをチェックすること、電子処方を行うこと、治療成績などのデータ収集などが挙げられている。

こうした要件を満たした診療所については、メディカル・ホームに関する診療報酬が支払われることになる。診療報酬は支払いは人頭割支払い方式で、ケアコーディネーションフィーと呼ばれている。このフィーはメディカル・ホームに受診対象のメンバー住民の人頭割の料金設定がなされている。料金は住民1人1月あたりメディカル・ホーム第一レベルで40・40ドル、第二レベルで51・70ドルとなっている。また患者重症度の補正は、患者の現状からの将来の疾病負担の予測モデルにより行われる。

さてこうしたメディカル・ホームのような、保健診療拠点を含む医療グループに対する支払方式が、２０１０年のオバマ政権の時に成立した「Affordable Care Act（オバマケア）」により始まる。オバマケアというと、米国における無保険者解消のための保険制度改革というイメージがあるが、実はこればかりではなく、メディカル・ホームのような地域の保険医療グループの構築と、それに対する支払方式改革という側面も持つ。

（3）オバマケアとアカウンタブル・ケア・オーガナイゼーション（ACO）

次に、2010年のオバマケアで始まった、アカウンタブル・ケア・オーガナイゼーション（Accountable Care Organizations: ACO）について見ていこう。ACOとは、メディケアの患者にメディカル・ホームのような地域の開業医・専門医が連携して、一つの保健診療拠点を形成して行う地域医療グループのことである。一つのACOが数千人規模の患者を担当し、外来初診から入院、退院後のフォローアップまで継続的にケアを提供する仕組みである。ACOの概念は、ダートマス大学のエリオット・フィッシャー教授によって2006年に提唱された。そもそもは、同教授が1973年頃から始めた、全米を対象とした研究において、提供される医療の質と医療費について地域ごとの差が大きいことが判明し、こうした差を説明しようということで、アカウンタブルケア（説明責任ケア）という名前になった。

またACOの定義はCMSによれば、以下の通りである。

「ACOは、メディケアの患者に対して、連携の取れたよい質のケア・サービスを提供するために、自発的に形成された医師、病院、その他のケア提供者のグループである。連携の取れたケアの目標は、不必要な重複サービスや医療過誤を回避する一方で、特に慢性疾患について、患者が必要な時に適切なケアを受けることを保障する。ACOが高い質のケアを提供すること、そして、医療費をより賢明に使うことを両立した時は、節約した費用をACOとCMSが分けることになる」

こうしたACOの概念が出てきた背景には、前述のように2003年から米国で行われた、従来の保険者主導の疾病管理プログラムが必ずしも効果を示せなかったことへの反省から生まれた。その詳細を次に見ていこう。

まずＡＣＯには５０００人以上の患者登録があり、以下のような必要条件を揃えるとＣＭＳによりＡＣＯとして認定され、上記の保険支払いプログラムが適用される。条件としてはＡＣＯでは電子カルテなども共有し、医療の質を高めるために、さまざまな指標を通じて質の管理と質の向上に努めることが求められる。

この支払いプログラムでは登録する地域の患者数などを基に、ＣＭＳが事前に医療従事者のコストや疾病別の包括支払い方式により予測された患者コストが、前払いの報酬としてＡＣＯに支給する。そしてＡＣＯが費用を節減した場合と、費用が超過した場合の対応に２種類の方式がある。ひとつは「メディケアシェアードセイビング」（Medicare Shared Saving Program：ＭＳＳＰ）と、「パイオニアＡＣＯプログラム」（Pioneer ACOProgram）である。前者は費用を節約した場合、その節約分をＡＣＯとＣＭＳが折半し、節約に対するインセンティブをＡＣＯに与える方式である。後者は節約分はＡＣＯの取り分となるが、逆に費用が過大になって損失を出したばあいに、その損失をＡＣＯとＣＭＳが折半する方式である。後者のほうが損失を出した場合のリスクはあるが、出さなければＡＣＯの取り分は前者より高い。

またＡＣＯがコスト抑制のために粗診粗療に陥らないように、その支払いの前提は、医療の質の管理指標を達成していることが条件となる。質指標は治療、医療協力体制と患者安全、予防、リスクのある特別疾患、の４分野33項目からなる（図表3-2-1）。すなわち質を保ってコスト節減をしたＡＣＯに利益がもたらせられるという仕組みだ。

【図表3-2-1】ACOで用いられている質に関する指標（Quality Metrics）

【患者・介護者の経験】

①タイムリーなケア、予約、情報提供が行われているか
②医師とのコミュニケーション
（どのくらいよく医師はコミュニケーションをとってくれるか）
③医師に対する評価（尺度化）
④専門医へのアクセス
⑤健康の増進（ヘルスプロモーション）と教育
⑥意思決定の共有
⑦健康状態／機能状態

【ケアコーディネーション/患者の安全】

⑧再入院（リスク調整後）（退院後30日以内の再入院）
⑨高齢者の慢性閉塞性肺疾患（COPD）や喘息による計画外（救急）入院の人数
⑩心不全患者の計画外（救急）入院の人数
⑪プライマリ・ケア医のうち、電子カルテインセンティブプログラムの対象となった医師の割合
⑫退院後服薬状況
（退院時に処方された薬剤と退院後に処方された薬剤とが整合している人）
⑬転倒リスクのスクリーニング（65歳以上で、過去12ヶ月以内に少なくとも1回、転倒リスクについてスクリーニングを受けた人）

【予防】

⑭インフルエンザ予防接種（生後6月以上で、10月1日～3月31日までの間に医師を訪問した患者のうち、予防接種を受けた人等）
⑮肺炎予防接種（高齢者で予防接種を受けた人数）
⑯成人に対する体重（BMI）スクリーニングおよびそのフォローアップ
⑰タバコ使用のアセスメントと禁煙プログラムの導入
⑱うつのスクリーニングとフォローアップ計画
⑲大腸癌スクリーニング（大腸癌検診を受けた人）
⑳マンモグラフィー（乳癌スクリーニングを受けた人）
㉑血圧測定（血圧測定を受けた人）

【ハイリスク者：糖尿病】

㉒HbA1cのコントロール（<8.0%）
㉓LDLコレステロールのコントロール（<100mg／dl）
㉔血圧のコントロール（<140／90）
㉕喫煙
㉖アスピリン服用
㉗HbA1cコントロール不良者の割合（>9.0%）

【ハイリスク者：高血圧症】

㉘血圧のコントロール（<140／90）の割合

【ハイリスク者：虚血性心疾患】

㉙脂質検査の実施とLDLコレステロールのコントロール（<100mg／dl）の割合

●出典：CMS Website （https://www.cms.gov/Medicare/Medicare-Fee-for-Service- Payment/sharedsavingsprogram/Quality_Measures_Standards.html） （検索日：2015年9月11日、2016年4月30日）

ＡＣＯは、２０１１年に全米64組織だったその数は、メディケアＡＣＯプログラムが始まった２０１２年には３３６組織へ増加し、２０１５年には７４４組織にまで拡大した。その内訳はメディカルホームのような診療所が中心のＡＣＯが37％、病院が中心のＡＣＯが28％、両者が中心となっているＡＣＯが35％となっている。このように病院よりも小さい規模の診療所などの医療提供者が中心になるものが多い。そしてこうしたＡＣＯがカバーする人口は、全米で２３５０万人にまで達している。

その評価について米国会計検査院（ＧＡＯ）の２０１５年の評価を見ていこう。それによるとＡＣＯのうちパイオニアＡＣＯプログラムには、２０１２年に32組織が参加している。その内、前述のケアの質基準を満たしたうえで費用節減に成功したのは13のＡＣＯ（約41％）で、総額は１億３８８０万ドルの節減額となった。一方、医療費が超過したのは１つのＡＣＯ（約3％）であり、超過額は５１０万ドルであった。

さて、２０２０年にＡＣＯの論文に関する系統的レビュー論文が、カナダのマクマスター大学のウィルソンらにより公表された。同論文では、ＡＣＯについて系統的レビューを行った１論文と59の論文を収集して、系統的レビューを行った。その結果、ＡＣＯが医療の質を低下させることなく、コストを削減することが示された。

たとえばＡＣＯと従来型のメディケア医療モデルやグループ医師モデルと比較した場合、ＡＣＯは以下の３つの側面で優れていた。①サービス料金の点でＡＣＯは通常の医療よりも優れている。②ＡＣＯは医学的に複雑な患者の外来医療費を節減した。③ＡＣＯはその品質基準の大部分を満たして通常の医療より優れたパフォーマンスを示しているなど。

こうしたＡＣＯに関する評価の積み重ねはこれからも必要だ。しかし、医療の質の保証とコスト削減を両立させる可能性をＡＣＯは示していて、先進各国から注目されている。

以上、米国における家庭医の歴史と、その制度環境の変遷を見てきた。冒頭に述べたように米国の家庭医は元をたどれば第2次大戦以前、どこの地域でも活躍していた一般医（General Practitioner: ＧＰ）が原型だ。とくに中西部の片田舎で、分娩から小児医療から内科一般から小手術までを取り扱った、古き良き時代のＧＰがその源流だ。それが専門医全盛の時代に専門医としての「家庭医（Family Pracitioner）」と姿を変え、米国のマネジドケアの奔流を経て、ようやくメディカル・ホームとオバマケアの中で、地域に根差した家庭医モデルで蘇ってきたと言える。

市場原理の医療の国である米国は、同時に市場の中で様々な制度実験を行い、数々の失敗も経験した国である。こうした米国医療の変遷と家庭医の歴史に学ぶべき教訓も多い。

〈参考文献〉

森山美知子　Accountable Care Organizations―日本への示唆　「医療・介護に関する研究会報告書」第7章　財務省

冨田清行　日米両国に見る医療・介護政策のゆくえ～責任を果たす制度をつくる～　論考財政・社会保障　10月8日　２０１５年

Michael Willson et al. The Impacts of accountable care organizations on patient experience, health outcomes and costs: a rapid review Journal of Health Services Research & Policy 2020, Vol. 25(2) 130-138

❸ 英国の家庭医

２００７年10月上旬、イギリスの医療の質に基づく支払い方式である「Quality and Outcomes Framework」（ＱＯＦ）を見学するためロンドンの診療所を訪れた。イギリスでは診療所のことを「Surgery」と呼ぶ。外科を意味するSurgeryのもう一つの意味が診療所だ。サウスロンドンにあるこのSurgery（診療所）のドアを開けると、ワクチン接種に来院した子供たちでごった返していた。診療所の女医のマリーさんによると、イギリスの一般医の在り方も、２００４年からブレア政権によって導入された、成果払い方式のＱＯＦ（クオーフ）で大きく変わったという。

さてイギリスの医療制度である、国民保健サービス（National Health Service：ＮＨＳ）は戦後まもなく１９４８年に始まった。財源の大部分を税金によって賄い、すべての国民に予防医療やリハビリテーションを含めた、包括的な医療サービスを原則無料で提供している。イギリスでは医療機関の受診は日本のようにフリーアクセスではなく、救急を除いてはあらかじめ登録した一般医（General Practitioner：ＧＰ）の診察をまず受けなければならない。そして専門的な治療が必要であれば、一般医のＧＰから専門医を紹介するシステムになっている。

（1）一般医（ＧＰ）の養成

ＮＨＳの医師はこのため一般医と専門医に分けられている。イギリスでは医学部の教育年限は基本は5年間である。医学部卒業後は、医師はイギリスの医師免許や医師教育を管理する総合医学審議会に仮登録され、2年間の基礎研修に臨む。そして1年目の研修が終了すると前述の総合医学審議会に正式登録される。2年目の研修が終わると、各専門科の研修が始まる。

このため一般医になるためには、2年間の研修のあと3年間の一般医専門研修を受ける。一般医専門研修ではプライマリケアに関する修練だけでなく、公衆衛生、国の政策や患者ニーズへの対応などを学ぶ。またイギリスでは医師免許は5年ごとの更新制である。このため一般医も、免許更新の際には、知識・技術・パフォーマンス、安全と質、コミュニケーション・連携・チームワーク、信頼の維持などの評価を受けることになる。

（2）一般医の診療報酬改革～ＱＯＦ～

一般医への診療報酬は、以前は登録患者に応じた人頭報酬が中心だった。人頭報酬は、一般医に登録する患者に対して、前もってその地域の人口構成、慢性疾患の有病率などを計算して支払われる前払い報酬だ。けれども人頭払い方式では、診療の質や量に関係なく支払いがなされるため、医療サービス向上に対する医師の動機付けがされにくい。そのため医療の質の低下や診察までの待機期間の長期化などが問題視されるようになった。さらに、高齢者や低所得者など医療ニーズの高い住民の登録を回避する一般医も出てきた。

これに対して2004年のブレア政権による改革により、この人頭報酬に加えて、一般医が追加的なサービスを行った場合に出来高で支払われる追加的サービス報酬と、一定の成果を達成した場合に支払われる、ＱＯＦ（クオーフ：Quality and Outcomes Framework）が加わった。

ＱＯＦでは、次に述べるように10の疾病グループ、１４６の臨床指標ごとに診療ガイドラインに基づいて標準的な達成目標数値を設定し、目標を達成すれば成果報酬が支払われるという方式である。10の疾患グループは、①喘息、②がん、③慢性閉塞性肺疾患（ＣＯＰＤ）、④冠動脈疾患、⑤糖尿病、⑥てんかん、⑦高血圧性疾患、⑧甲状腺機能低下症、⑨重篤な長期療養を必要とする精神疾患、⑩脳卒中および一過性虚血発作よりなる。

これらの疾患領域ごとに臨床指標が設定されている。たとえば、糖尿病の臨床指標は以下のように設定されて、達成すれば診療報酬ポイントがアップする仕組みだ。指標は糖尿病患者の登録数、登録された糖尿病患者の中でHbA1c 75％以下の患者割合、血圧 140/80mmHg 以下の患者割合、ＡＣＥ阻害剤またはＡＲＢを服用している糖尿病性腎症患者割合などで、疾患ガイドラインに基づいて設定された指標となっている。ＱＯＦではこうしたガイドライン準拠の患者割合が多ければ多いほど、そして診療のパフォーマンスが良ければ良いほど診療点数の点数も増える仕組みになっている。つまり、HbA1c 75％以下の患者割合が多ければ多いほど、ポイントが上がって診療収入もアップするという仕組みだ。

この他にも、高血圧の患者の血圧値や、コレステロール値を指標として、その値の良好な患者が多ければおおいほど報酬がアップする。つまり診療成績の良いところに診療報酬のインセンティブを与えるという「成果払い方式」がＱＯＦの仕組みだ。

さて、冒頭で述べたようにこのＱＯＦの実際をサウスロンドンのある診療所で見てきた。

われわれが訪問の意図を告げると早速、クリニックの女医のマリーさんが説明してくれた。

「まずＮＨＳ（国民保健サービス）の電子カルテを見せましょう」と言って、電子カルテの前に案内してもらった。「この患者は冠動脈疾患の患者ですが、テンプレートを開けて、この患者が12ケ月以内に血圧の記録があるかどうかをチェックします。また、禁煙指導を行ったかどうかもチェックするわけです。していなかったら電話で呼び出して次の診察の予約をとるわけです。これがポイントになって収入になるわけですから、患者のフォローの仕方が、ＱＯＦ（クオーフ）導入後、きめ細かくなりましたね」という。

ブレア政権のとき「医療への投資をそれまでの1・5倍にする」という政策のもと、ＱＯＦがその政策の目玉として取り上げられた。具体的にはＮＨＳは全英の診療所に統一した電子カルテを配布する。そしてＱＯＦを普及させることを診療報酬のプラス改定で後押しした。このため一挙にＱＯＦが全英に普及する。

（3）ＱＯＦの現状と評価

さて２００４年にＱＯＦが導入されて15年後の、２０２０年現在のＱＯＦの現状を見ていこう。現在のＱＯＦは、以下の４つのドメイン（領域）に整理されている。①臨床領域、②公衆衛生領域、③公衆衛生の追加のサービス、④品質向上。

各ドメインは、指標と呼ばれる一連の達成基準で構成され、実績レベルに応じてスコアポイントが決められている。２０２０年のＱＯＦは４つのドメインで、68の指標に対する達成を評価している。各指標に対する達成度に基づいて、最大５６７ポイントのゴールが定められている。以下にその詳細を見ていこう。

①**臨床領域**……最大386ポイントが与えられている。慢性腎臓病、心不全、高血圧など20疾患に57の臨床指標が設定されている。

②**公衆衛生領域**……血圧、肥満、喫煙の3つの疾患に5つの臨床指標が最大85ポイント相当で設定されている。

③**公衆衛生の追加サービス領域**……たとえば、子宮頸がんのスクリーニングのようなサービスに対して、2つの指標（最大22ポイント）で構成されている。

④**品質向上領域**……学習障害者の早期がん診断とケアの2つの分野で、4つの指標（最大74ポイント）が設定されている。

QOFは、ポイントシステムを通じて診療の全体的な成果を評価している。このため一般医の診療所における診療はポイントを獲得するため、上記の4領域で質の高いケアを提供することを目指すことになる。そして最終的な支払いは、診療所の業務負荷、地域の人口統計、および診療所のある地域における慢性的な状態の有病率を考慮して、リスク調整されたうえで支払われる。

またNHSは、患者と一般の人々に向けて、最新の年次QOFデータに簡単にアクセスできるようなウェブサイトを、NHSデジタルとして開設して情報を開示している。

さてこのQOFの政策評価はどうだろうか？　2017年にQOFの体系的文献レビューを行ったケント大学の、フォーブスとペッカムらの研究（British Journal of General Practice 2017; 67(664): e775-e784）を見ていこう。この研究によると、2004年QOFの導入以降、緊急入院と重症精神疾患の専門医への紹介率の緩やかな減少が見られた。またQOFは糖尿病ケアの改善に貢献したという。しかし、ＱＯＦ対象の疾患の死亡率を低減する効果は確認されなかった。しかしＱＯＦの臨床指標に基づいて、診療の成果を評価する成果払い方式については、一定の役割を果たしたというのがおおよその評価である。

〈参考文献〉

武藤正樹ら、医療の質に基づく支払い研究会編「Ｐ４Ｐのすべて」医療タイムス（２００８年）

❹ フランスのかかりつけ医

フランスは歴史的に患者による医師選択の自由、すなわちフリーアクセスが日本と同様に認められていた国だった。しかし２００４年よりかかりつけ医の登録制が始まり、16歳以上のフランス人はすべてかかりつけ医を選んで登録し、専門医の受診はかかりつけ医の紹介を通して行うことになった。紹介を通さないで専門医を受診すると、７割という高い自己負担が課せられる

フランスのかかりつけ医を以下のポイントから振り返ってみよう。養成、登録制度、慢性疾患管理、診療報酬、医療計画。

（１）かかりつけ医の養成

フランスの医師は従来、専門医と一般医とに区分されていた。しかし２００５年の医師研修過程の改革により一般医も専門診療科の一つとなった。医師は希望する診療科の専門医になるため、医学部卒業後全国クラス分け試験を受け、その結果に基づいて希望する地域や専門診療科のマッチングを行い、２・5年から5年間の専門教育を受けることになる。２０１４年の専門医数別の医師数を見ると、一般医３７５２人、それ以外の専門医は４３０２人で一般医の比率は全体の46％に達している。

（2）かかりつけ医制度の登録制度

かかりつけ医制度は２００４年の疾病保険法により法制化され、２００５年に全国医療保険金庫連合と医師組合との間で締結される医療協約により実施された。これにより16歳以上のフランス人は「かかりつけ医（Médecin Traitant）」を選択し登録する。

フランスのかかりつけ医の登録制の特徴は、比較的自由なことである。かかりつけ医の登録は一般医・専門医のいずれも可能となっている。しかし98％は一般医が選ばれているという。また、かかりつけ医は患者の居住地域に関係なく選べる。そして、いつでも変更が可能だ。また、かかりつけ医を経由しなくとも小児科、精神科、産婦人科、眼科、歯科については、直接受診することができる。ただ、それ以外の診療科の専門医を直接受診すると、7割という高い自己負担がかかる。しかし、かかりつけ医を通して紹介状を持って専門医を受診すれば、通常の3割負担ですむ。とくにフランスでは償還払い制度を取っている。この制度ではいったん全額を自己負担で支払ったあと、後日保険より償還を受ける制度だ。このため一時的にせよ窓口負担額は高額となる。

こうしたかかりつけ医制度を実施したのは、**かかりつけ医に医療のゲートキーパーとしての役割を課すため**である。ただフランスの場合は英国にくらべて比較的ゆるやかなゲートキーパー制であると言える。

かかりつけ医の紹介によって受診する医師は、連携医（Médecin correspondant）と呼ばれ、かかりつけ医と連携医との間では、患者に関する情報交換等に基づく連携が行われる。こうした連携医療は「医療経路（parcours de soins coordonnès)」と呼ばれている。

また、かかりつけ医は予防を推進する役割も担っている。医療協約には「予防、健診、診断、治療、疾病の継続的管理及び患者の健康教育に携わる」と明記されている。

（3）かかりつけ医と慢性疾患管理

かかりつけ医が受け持つ患者では、とくに心不全、糖尿病、慢性呼吸不全、認知症等が重要だ。かかりつけ医は、他の医師や専門職との連携のもとで慢性疾患管理を行うことが求められる。このための治療プロトコールを作成することが求められる。治療プロトコールには疾病の診断に関する情報、必要な治療・検査・治療において協力が必要な専門医や専門職等が記載される。プロトコールに記載される行為や介入は、高等保健機構（Haute Autorité de Santé 以下HAS）が作成した慢性疾患の治療に関するガイダンスに沿ったものでなければならない。

（4）診療報酬

フランスでは、全国医療保険金庫連合と医師組合との間で締結される、医療協約を通じて診療報酬が決定される。歴史的には開業医に対しては「出来高払い」による報酬支払が行われてきた。しかし、かかりつけ医制度の導入とともに、出来高払いに加えて定額報酬や成果報酬が加わることになる。

２００５年の医療協約により、まず「慢性疾患患者に対する特別報酬」が導入された。慢性疾患を有する患者には、患者一人当たり年額40ユーロの定額報酬が支払われることになった。

これには慢性疾患の治療や管理に必要な医療連携、さらには治療プロトコールの作成や見直しに対する報酬である。

次に２０１１年の医療協約に基づいて２０１３年から実施された、「かかりつけ医定額報酬」が導入される。これは前者の慢性疾患には該当しない、すべての患者の予防や継続的な管理を改善する目的で導入された。これによりかかりつけ医は、患者１人当たり年額５ユーロの定額報酬を受け取るようになった。

これらの定額報酬に加えて、高齢の患者に対する医師の診察や往診に対する「高齢者加算」等も設けられている。このようにして複雑化した報酬体系を単純化する目的で、２０１６年に締結された医療協約では、単一の定額報酬である「かかりつけ医の患者定額報酬」が導入される。これは患者の特性（年齢、疾病、所得等の状況）に応じて支払われる定額報酬で、従来の定額報酬はこれに置き換えられた。

新たなかかりつけ医の患者定額報酬では、患者の年齢と疾病状況で以下のように定められている。０歳〜６歳までの子供には年額６ユーロ、80歳以上の高齢者には42ユーロ、80歳未満の慢性疾患患者には42ユーロ、80歳以上の慢性疾患患者には70ユーロ、その他の患者には５ユーロである。またかかりつけ医が低所得の患者を多く抱える場合には、患者定額報酬が増額される仕組みも設けられている。

さらに２０１１年の医療協約においては、「公衆衛生の目標に応じた報酬支払」(rémuneration sur objectifs de santé publique：ＲＯＳＰ）と呼ばれる新たな支払制度が導入された。これは医療の質に対する成果払い方式の一つで、以下の３領域と全29指標からなる。

①慢性疾患の継続的管理（8指標）、②予防（12指標）、③効率性の向上（9指標）。このうち①の慢性疾患の継続的管理では、糖尿病、高血圧症及び心血管リスクの3つのサブテーマが設けられている。たとえば、糖尿病に関する指標の一つ「2年間に眼底・網膜造影の検査あるいは診察を受けた糖尿病患者の割合」では、77％以上という達成目標が設定されていて、目標が達成されると30ポイントが付与される。1ポイントは7ユーロとして計算される。このようにROSPは医療の質に基づく成果払い方式の形式をとっている。

（5）かかりつけ医と地域医療計画

フランスでは日本と同様、地域医療計画により医療提供体制の計画化を行う国である。このため、かかりつけ医も公衆衛生法典で、重要なプライマリ医療チーム（equipe de soins primaire）として、公衆衛生課題も含めた要請に対応すべきことを規定している。その結果、かかりつけ医も地方医療庁のもとで策定される、地方保健医療計画に位置付けられることになった。

また医療計画における医療地域圏も、2016年の医療現代化法により名称も民主的医療地域圏となり、地方医療庁、医療関係者、地方公共団体、患者代表を含めた民主的な協議の枠組みも設定された。こうした協議体を通じて医療経路は、医療計画全体、場合によれば介護・障害等を含む日本で言えば地域包括ケアシステム全体をカバーする計画の中で、かかりつけ医や医療経路が計画されることとなった。

2018年の大統領と連帯・保険大臣から医療改革案が発表された。しかしかかりつけ医制度については、重複受診の防止、生活習慣病対策等にも有効であり、医療連携、遠隔医療なども含め、その機能強化の流れは変わっていない。さらにＩＴ化とともに、医療経路に即したアウトカム測定などが課題として挙げられている。

〈参考文献〉

松本由美　フランスとドイツにおける疾病管理・予防の取り組み　健保連海外医療保障№１１７　２０１８年３月　ｐ1～ｐ13

伊奈川秀和　フランスの「主治医機能」について　健保連海外医療保障　№１２０　２０１８年12月　ｐ10～ｐ17

松田晋哉　フランスの専門医　健保連海外医療保障　№１１２　２０１６年12月　ｐ12～ｐ17

❺ ドイツの家庭医

ドイツでは保険診療は、家庭医診療と専門医診療に区分されている。家庭医診療の選択は患者の任意で、実施を担うのは家庭医診療の研修を受けた一般医、小児科医、内科医である。家庭医診療を選択した患者は家庭医を登録する。これにより眼科、小児科、産婦人科以外の専門医への受診は、家庭医の紹介が必要となる。家庭医診療に対する報酬は包括報酬が中心である。家庭医診療を受ける患者は２０１６年で国民全体の５％程度だ。

こうしたドイツの家庭医診療について以下のポイントから振り返ってみよう。養成、家庭医中心医療、疾病管理、診療報酬。

（1）家庭医の養成

ドイツの専門医に関する主な根拠法令は、連邦医師法及び医師免許令による。日本より分権的なドイツでは、専門医の卒後研修は州医師会が担っている。家庭医に関しては専門医というよりは保険診療上の規定として、「家庭医中心診療（Hausarztzentrierte Versorgung）」の研修を受けることが定められている。家庭医診療の研修を受けるのは、一般医、小児科医、内科医などだ。なお一般医の数は２０１４年時点で、４・３万人で全医師数36・5万人の12％だ。

家庭医の研修は以下の項目がある。①薬物治療のための組織的なクオリティーサークルへの参加、②家庭医診療のために開発され、エビデンスに基づいた指針に沿った治療、③患者中心の会話方法、心身医学的な基本医療、緩和医療、疼痛治療、老人医学など、家庭医に典型的な治療上の問題に特化した継続医養育への参加義務、④家庭医に適合するように調整され、科学的に認められた自主的な質管理の導入である。

（2）保険者主導の家庭医中心医療

２００３年に制定された公的医療保険現代化法により、家庭医医療が「家庭医中心医療」として強化された。これにより医療保健の保険者である疾病金庫が家庭医と契約を締結して、質の高い家庭医診療を提供することになった。家庭医診療は、当初は疾病金庫が任意で実施するものであったが、２００７年に制定された公的医療保険競争強化法によって、その実施は疾病金庫の義務となった。いわば保険者主導型の家庭医医療の導入である。

疾病金庫は保険医と契約締結して家庭医診療を実施する。契約は団体契約が中心で、多くの場合、州ごとに組織された家庭医連合と疾病金庫との間で契約が結ばれる。また保険医である一般医、小児科医、内科医がこの家庭医診療に参加するかどうかは自由である。また、被保険者も加入する疾病金庫が実施している、家庭医療診療に参加するかどうかの選択は自由である。そもそもドイツでは被保険者が保険者を選択する自由がある。

（3）疾病管理プログラム

ドイツでは家庭医診療に先立ち、２００２年から疾病管理プログラムが公的保険に導入されている。最初に疾病管理プログラムの対象となったのは、2型糖尿病と乳がんであり、その後、対象疾患が追加され、1型糖尿病、冠動脈性疾患、気管支喘息、慢性閉塞性肺疾患などのプログラムがある。疾病管理プログラムの実施において、中心的な役割を担うのは保険者である疾病金庫である。

疾病金庫は患者居住地域の医師や病院などの医療提供者と契約し、疾病管理プログラムを実施する。疾病管理プログラムには診療の質確保のために臨床指標が導入されている。たとえば2型糖尿病の疾病管理プログラムでは、「全登録患者に占めるヘモグロビンA1c値が8・5％より高い患者割合」に基づき評価が行われる。

この疾病管理プログラムは2014年の公的医療保険改正法によって、家庭医制度の契約内容に盛り込むことが定められた。

(4) 患者登録制

家庭医中心医療では、前述のように患者登録を行っている。家庭医中心医療の診療報酬は基本包括報酬、診療包括報酬、包括報酬への加算、個別報酬の4つからなる。

基本包括報酬は登録患者の受診の有無にかかわらず、被保険者一人当たり、加入年は77ユーロ、その後は年72ユーロを算定する。診療包括報酬は、登録患者受診が四半期に1回以上のあった場合に、患者1人当たり40ユーロを算定する。また疾病管理を行う慢性疾病患者を四半期に1回以上診療した場合には、患者1人当たり25ユーロを算定する。複数疾患を有する場合には、複数疾患患者診療加算として患者1人当たり15ユーロがつく。

また在宅医療に関する包括報酬もあり、患者1人当たり25ユーロである。また訓練を受けた「家庭医診療助手」が行う在宅サービスに関する診療報酬もある。家庭医診療助手には家庭医に代わって患者の居宅を訪問し、予防活動、高齢者アセスメントやケースマネジメントや療養計画の作成を行うほか、注射や採血をも行うことができる。こうした家庭医診療助手に対しては四半期ごとに5ユーロ、専用車両リース料に対して四半期ごとに300ユーロ算定される。

その他、包括報酬への加算では超音波検査、小手術、インフルエンザ予防接種、個別給付にはがん検診。小児予防検診などがある。

〈参考文献〉
田中伸至　ドイツの外来医療における主治医機能と遠隔診療　健保連海外医療保障　No.120　2018年12月　p1〜p9
松本由美　フランスとドイツにおける疾病管理・予防の取り組み　健保連海外医療保障　No.117　2018年3月　p1〜p13

第4章
かかりつけ医とＤＸ

本章では、わが国でのかかりつけ医機能を代表する、診療報酬制度やオンライン診療などのデジタルトランスフォーメーション（Degital Transformation：DX）の現状と、最新事情について見ていこう。まず、2022年診療報酬改定でのかかりつけ医機能やオンライン診療、オンライン服薬指導の評価を見ていこう。そして在宅医療、訪問看護の評価についても見ていこう。また患者の治療を促進するSaMD（Software as Medicine）についても見ていこう。これからのかかりつけ医にとってDXは欠かせぬ要件となるだろう。

❶ 2022年診療報酬改定とかかりつけ医

(1) かかりつけ医機能

診療所や200床以下の病院外来におけるかかりつけ医機能について見ていこう。診療報酬でもかかりつけ医機能の評価を行っている。かかりつけ医機能を評価する診療報酬としては2014年以降に設定された以下の報酬項目がある。地域包括診療料・加算、認知症地域包括診療料・加算、小児外来診療料・小児科かかりつけ診療料、機能強化加算、在宅療養支援診療所・病院の在宅時医学総合管理料（在総管）、特定施設入居時等医学総合管理料（特医総管）、在宅患者訪問診療料などである。

これらの診療報酬では、かかりつけ医が診療すべき疾患、情報一元化、24時間対応、在宅対応などを要件としている。また医薬品や検査もマルメとなった包括診療料と出来高払いのミックスになっている。また専門医への紹介機能を評価する「機能強化加算」は、かかりつけ医のゲートキーパーとしての役割を評価する加算となっている。しかし、かかりつけ医機能を評価するこれらの報酬の算定回数も最近ではやや頭打ちの感がある。

２０２２年診療報酬改定では、これらのかかりつけ医機能に対して以下の見直しが行われた。地域包括診療料・加算の疾患追加、連携強化診療情報提供料の新設、機能強化加算の見直し、生活習慣病管理料の見直しなど。これらの項目を以下に見ていこう。

（２）地域包括診療料・加算の疾患追加

地域包括診療料は、診療所または病床２００床未満が算定する包括診療料だ。これに対して地域包括診療加算は診療所のみが出来高算定する。この地域包括診療料・加算ではこれまで高血圧症、糖尿病、脂質異常症、認知症の４疾病から２つ以上の疾病を対象疾患とすることが要件だった。今回この疾患要件に慢性心不全と慢性腎臓病（ＣＫＤ）が加わることになった。慢性心不全やＣＫＤはかかりつけ医における日常的な医学管理と重症化予防、専門医療機関や介護等の連携、在宅医療の提供が必要だ。とくに慢性心不全は服薬中断や感染症ですぐに悪化する。そしてその重症化予防には多職種連携が必要だ。またＣＫＤも進行すると末期腎不全や透析療法が必要になるほか、心血管疾患や死亡リスクを上昇させることから重症化予防が必要な疾患だ。こうした疾患の疾病管理を、かかりつけ医のもとで多職種で行うことが必要だ。このため今回、「総合的な治療管理」では、看護師や薬剤師、管理栄養士などの多職種との連携で行うことを明確化した。

（3） 連携強化診療情報提供料の新設

かかりつけ医が、他の医療機関の求めに応じて、診療情報を提供したことを評価する診療情報提供料（Ⅲ）について、名称を連携強化診療情報提供料と変更するとともに、算定上限回数を月1回に変更した。診療情報提供料（Ⅲ）とは、紹介元保険医療機関の求めに応じて、診療状況を示す文書を提供した場合に算定できる。名称を変更した連携強化診療情報提供料は、紹介受診重点医療機関から、地域の診療所等から紹介された患者について、診療情報を提供した場合についても評価することになった。たとえば、糖尿病を管理しているかかりつけ医から、紹介受診重点病院に糖尿病性網膜症や糖尿病性腎症についての情報提供の求めがあったとき、紹介受診重点医療機関の専門医は、現状の評価や今後の治療方針、指導内容についての情報提供をこの連携強化診療情報提供料で行うことができるようになる。

（4） 機能強化加算の見直し

機能強化加算は、かかりつけ医が専門的な医療機関へ、必要に応じて患者を紹介することを評価する加算として2018年度に新設された。同加算は地域包括診療料・加算、在宅時医学総合管理料などの加算として、専門機関への紹介や健康管理の相談に応じることなどを院内掲示したりすることを要件に、診療所と200床未満の病院の初診患者に80点を算定できることとした。しかし、地域包括診療料・加算を届け出ているのに機能強化加算を半年間、全く算定していないケースがあることが中医協の調査でわかり、支払側が問題視した。

このため2022年の改定では、その実績値を求めることになった。たとえば、地域包括診療料か地域包括診療加算を届け出ている医療機関では、それらの算定が直近1年間に3人以上、また在宅患者訪問診療料または往診料の場合は、直近1年間に計3人以上のいずれかの実績クリアが必要になる。

一方、地域包括診療料1と加算1の算定実績は求めない。ただ、これらの診療報酬の施設基準には、在宅患者訪問診療料など在宅医療関連の報酬の算定実績が入っている。

（5）生活習慣病管理料の見直し

生活習慣病管理料は、脂質異常症、高血圧症、糖尿病を主病とする患者の治療計画に沿って、喫煙、服薬、運動、休養、栄養など生活習慣に関する「総合的な治療管理」を行い、診療所か許可病床200床未満の病院が算定する。生活習慣病管理料では、処方箋を交付する場合としない場合の包括点数を主病ごとに設定し、薬剤料のほか医学管理や検査、注射、病理診断の費用を包括している。しかし、糖尿病の外来患者の調剤レセプト点数に、大きなばらつきがあることが厚生労働省の調べでわかった。このため薬剤料を包括から外し、出来高算定に切り替えることにした。

この結果、今回の報酬改定で生活習慣病管理料では、投薬の費用（薬剤料）を包括対象から外し、評価を見直すこととした。同時に脂質異常症は570点、高血圧症は620点、糖尿病は720点にそれぞれ減算し一本化された。

(6) オンライン診療

オンライン診療については2020年4月、新型コロナの感染拡大の渦中に規制改革推進会議の特命タスクフォースが、これまで認められていなかった「初診からのオンライン診療」を突破したことが大きな話題となった。そして今回の診療報酬改定でコロナ後にもオンライン診療の恒久化が実現した。

オンライン診療は、医師法20条の「対面診療の原則」により長らく認められてこなかった。しかし1997年の旧厚生省事務連絡により「遠隔診療はあくまで直接の対面診療を補完するものとして行うべきもの」として「離島、へき地、慢性疾患などの病状が安定している在宅患者など」をその対象として例示したのが始まりだ。2003年には厚労省も事務連絡で同様に遠隔診療を追認している。2018年3月には厚労省は「オンライン診療の適切な実施に関する指針」で「初診は原則対面診療」と明記した。そして2018年4月診療報酬改定でオンライン診療料を新設する。しかしその要件では初診からのオンライン診療は認めず、適応疾患も生活習慣病等に限定し、外来医療、在宅医療においてのみ認めることとした。ただ30分ルール、3か月ルール、6か月ルール、12か月ルールなど様々な要件で縛りをかけた。次の2020年4月診療報酬改定では、対象疾患やその他の要件の若干の緩和を行うにとどまった。

(7) 新型コロナとオンライン診療

この2020年4月の診療改定に新型コロナ感染拡大の波が襲う。その中で規制改革推進会議の主張は「初診からオンライン診療を認めれば、通院を省け、患者も医療従事者も院内感染から守れる」というものだ。一方、厚労省はオンライン診療は、受診歴のある患者で高血圧などの慢性疾患であれば可能だが、「受診歴のない患者のオンライン診療は認められない」との説明に終始し、議論は暗礁に乗り上げる。しかし、この間も新型コロナの拡大は止まらない。患者と向き合う現場の医療従事者からも、「オンライン初診の解禁で、感染リスクを下げるべきだ」と切実な声が上がり、政府側にも伝えられた。

そして、２０２０年4月2日に設けられた規制改革推進会議の特命タスクフォースは、首相官邸の意向を踏まえ、なんと1週間足らずでオンライン初診解禁を打ち出す。そしてそれが、２０２０年4月10日の事務連絡「新型コロナウィルス感染症の拡大に際しての電話や情報通信機器を用いた診療等の時限的・特例的な取り扱いについて」のいわゆる「０４１０通知」につながった。この０４１０通知により、初診からのオンライン診療、対象疾患の拡大などが認められることになった。

この背景には規制改革推進会議の特命タスクフォースが、初診患者のオンライン診療をしぶる厚労省や日本医師会を、新型コロナ感染拡大の非常時モードを楯に、押し切ったことが挙げられる。

さらに２０２０年10月には田村憲久厚労相、河野太郎規制改革担当相、平井卓也デジタル改革担当相の関係3閣僚による、「初診を含めたオンライン診療の原則解禁」を公表し、コロナ以降も恒久化することとした。

（8）オンライン診療の診療報酬評価

前述の3閣僚によるオンライン診療の恒久化を受けて、２０２１年11月より、「オンライン診療の適切な実施に関する指針の見直しに関する検討会」（座長・山本隆一）が検討を始めた。検討では、初診を含めたオンライン診療の事前説明と同意、研修の充実と必須化、受診歴のない患者の取り扱い、事前トリアージなどの議論が進んだ。またオンライン診療に適さない症状リストも日本医学会連合から提示された。

そして２０２２年1月26日の中医協総会で、オンライン診療の点数と要件が診療側と支払い側との間で決着した。オンライン診療の点数は、対面の初診料２８８点とコロナ特例２１４点の間の綱引きの結果、公益裁定で２５１点となった。この点数については、「対面診療と比べて得られる情報が少ない、検査や処置などができない」といった診療側の主張を踏まえ、２８８点の87％の２５１点とし、一方、「患者宅との距離要件」などは、支払い側の主張を取り入れ削除することで決着した。オンライン再診料については73点と対面の１００％が認められた。この結果、特例前のオンライン診療料71点は廃止されることになった。

一方、オンライン診察における医学管理料については、14種類を追加することになった。しかし、その対象は以下を除くことになった。入院中の患者、救急医療、検査を実施するもの、精神医療。そして点数も対面の83％に設定された。

検査がはずされたのは意外だった。すでに心臓ペースメーカーや睡眠時無呼吸などの遠隔モニタリング加算などで検査機器との組み合わせで評価される項目もある中で、今後はオンライン診療と検査機器を介した遠隔モニタリングとの組み合わせが検討されるべきだろう。また精神科領域のオンライン診療も海外では広く行われている。精神科領域へのオンライン診療の拡大も課題だろう。

また、今回は遠隔連携診療料として、知的障害を有するてんかん患者が認められた。いわゆるD to P with D、専門医とかかりつけ医が患者を介して遠隔連携診療を行う仕組みの構築である。

以上、かかりつけ医の機能やオンライン診療の２０２２年診療報酬改定の現状について振り返った。

❷ 外来診療データの提出

これまで入院の診断群別一日定額支払い制（Diagnosis Procedure Combination/Per-Diem Payment System：ＤＰＣ／ＰＤＰＳ）においては、ＤＰＣデータを提出することが求められてきていた。２０２２年診療報酬改定からは、外来データの提出が求められるようになった。外来データ提出の背景や意義について見ていこう。

（1）入院ＤＰＣデータの提出

入院については、すでにＤＰＣデータ等の提出がデータ提出加算において要件化されている。２０１４年の診療報酬改定から、すべての旧7対1病院、特定機能病院から要件化が始まり、２０２０年改定ですべての回復期リハ病棟、療養病棟にまで拡大してきた。このためデータ提出加算を届け出ている医療機関数は２０２０年度現在、全病院の62％にあたる５２０２病院までとなった。

入院において提出するデータはＤＰＣデータであり、患者属性や病態等の情報である様式１、レセプト情報である入院ＥＦ統合ファイル、外来ＥＦ統合ファイル等が含まれている。様式１には急性期病棟ではがんのＴＭＭ分類、肺炎の重症度分類、ＮＹＨＡ心機能分類、ＩＣＵのＳＯＦＡスコア、回復期・慢性期・精神病棟では要介護度・要介護情報、ＦＩＭ、入院時ＧＡＦ

尺度（精神）などの重症度等の診療データが含まれている。

このデータを基に、入院医療の質や医療機関の機能や役割を分析することができる。こうしたＤＰＣデータは、診療報酬改定の際の基礎資料としてもよく用いられている。

このように入院においてすでに行われている診療データ提出を、外来にまで拡大することが中医協の議論の趣旨だ。今回は外来データの提出について見ていこう。

（2）外来データの提出

すでに外来診療においても診療データ提出が要件となっている加算項目はある。たとえば、生活習慣病管理料（６５０〜１２８０点／月）や糖尿病透析予防指導管理料（３５０点／月）などだ。生活習慣病管理料は、脂質異常症、高血圧症、糖尿病の3疾患の治療においては、生活習慣に関する総合的な指導及び治療管理が必要であることから設定された。同管理料では、指導管理等、検査・投薬・注射の費用はすべて包括払いである。その要件となっている療養計画書には、血圧、血糖、HbA1c、コレステロール値の現状と治療目標値等を記入することになっている。

糖尿病透析予防指導管理料について、HbA1cが6・1%以上または経口糖尿病薬やインスリン製剤を使用し、糖尿病性腎症第2期以上の患者に対し、「透析予防診療チーム」が、食事指導、運動指導、その他生活習慣に関する指導等を個別に実施した場合に算定する。

算定に当たっては患者のHbA1c値を報告する、また、算定の要件となっている報告書には、指導の結果、HbA1c、クレアチニン値またはeGFR、血圧が改善または維持が認められた者の割合を記入することが義務付けられている。

また外来には、上記の管理料以外にも包括払いの診療料は多い。たとえば、かかりつけ医機能を評価する地域包括診療料は、診療所または２００床未満の病院において、高血圧症、糖尿病、脂質異常症、認知症などの４疾患の患者を対象とした包括払いとなっている。包括払いの場合、入院におけるＤＰＣによる包括払いと同様、診療の質を保証するため、包括対象の生活習慣病に対して外来における検査値などの診療データの報告が必要となる。

（３）生活習慣病の検査データ

こうした観点から中医協では、生活習慣病に関する検査値データの収集について議論された。たとえば、代表的な生活習慣病である、糖尿病、高血圧症、脂質異常症、慢性腎臓病（ＣＫＤ）の４疾患については、関係学会（日本糖尿病学会、日本高血圧学会、日本動脈硬化学会、日本腎臓学会、日本臨床検査医学会、日本医療情報学会）で、「生活習慣病コア項目セット」を定めている。項目セットでは、４疾患に共通した検査項目を網羅した20項目のデータセットとなっている。

また中医協ではこうした検査項目の報告様式として、電子カルテへの入力と、検査値の医療情報システムによる収集についての議論もなされている。それによると、まず検査値の入力に当たっては電子カルテに、医療情報交換の次世代標準フレームであるHL7FHIRの実装が求められる。ただ、課題はそもそも電子カルテの普及が、２０１７年時点で２００床未満病院では37％、一般診療所41・６％であることだ。そして、HL7FHIRの電子カルテへの実装の要件化もまだなされていないことだ。

さて以上の外来における検査値データを含むデータ提出に関して、中医協委員の意見を見ていこう。

外来データ提出の方向性については、診療側・支払い側の委員とも基本的には同意している。しかし、診療側の日本医師会の城守国斗委員は、外来データ提出について「医療現場の負担が大きくなり、医療提供に支障をきたすようなことになっては本末転倒、特に診療所にはかなりの業務・費用負担になる。現時点で（外来データ提出を）基本診療料の届け出の要件化することはあってはならない」。また、日本慢性期医療協会副会長の池端幸彦委員も、「病院の種別や病床規模によって電子カルテの導入率が異なり、負担の割合が相当異なることから慎重に対応してほしい」。

（4）海外における外来データ提出

では、ここからは検査データを含む外来データ提出の海外の事情、とくに英国の事情を見ていこう。英国では２００４年のブレア政権の時、診療所の外来に対して診療の成果に対する支払方式である、「品質とアウトカムフレームワーク（ＱＯＦ：Quality and Outcome Framework）」を導入した。その際に、診療ガイドラインに基づいて疾患別に臨床指標を設定し、統一した電子カルテ上でこれらの指標の達成状況の報告を義務付けた。そして、その達成状況に応じて診療報酬の加点を与えることとした。２０１７年におけるＱＯＦの疾患は、糖尿病、冠動脈疾患、慢性閉塞性肺疾患、慢性腎臓病、心不全、うつ病、てんかんなど19疾患で、それに対して66の臨床指標が設定されている。この臨床指標の中に多くの検査データが含まれている。

たとえば、糖尿病の指標を見てみよう。指標は糖尿病患者の登録数、登録された糖尿病患者の中でHbA1c 75％以下の患者割合、血圧 140/80mmHg 以下患者割合、ＡＣＥ阻害剤またはＡＲＢを服用している糖尿病性腎症患者割合などで、疾患ガイドラインに基づいて設定された指標となっている。ＱＯＦではこうしたガイドライン準拠の患者割合が多ければ多いほど、診療点数の点数も増える仕組みになっている。この仕組みの構築のため、外来の検査値の報告を可能とした、統一した電子カルテを全英の診療所に配布した。全英の診療所で統一された電子カルテには、患者ごとに該当するＱＯＦの指標を入力する項目が設定してある。糖尿病の患者には血圧、HbA1cデータなどの検査値入力項目もある。診療所の医師に聞くと、こうした糖尿病の患者で、血圧やHbA1c のコントロールの良い患者が多ければ多いほど診療点数が上がるので、「糖尿病の患者教育やケア管理がそれまで以上にきめ細かくなった」という。２００４年から始まったＱＯＦは、統一電子カルテの配布と診療報酬引き上げがセットになって行われたので、瞬く間に普及した。

診療報酬について見ると、英国の診療所の一般医（ＧＰ）の収入は、２００４年にＱＯＦが診療所に導入されるまでは登録患者に応じた人頭払い収入、出来高収入のみだった。これがＱＯＦ導入以来、ＱＯＦの成果払い方式による診療収入が加わることとなる。このＱＯＦ収入は、現在、診療所収入の全体の10～15％を占めている。先述のロンドンで訪問した診療所でも、ＱＯＦ収入の増加でＱＯＦに対応する診療所の人員を増やすことが出来たと言っていた。なお現在ＱＯＦに参加する診療所はイングランドの99％を占めている。

（5）英国のＱＯＦの評価

英国のＱＯＦの現状はどうだろう？　臨床指標に基づいて検査値を報告し、診療の成果を評価する成果払い方式については、一定の役割を果たしたというのが一般的な評価である。また統一した電子カルテによる外来検査データの提出と、外来診療の質評価については確実に定着したので、英国保健省はＱＯＦはその目的を果たしたとしている。

以上、外来におけるデータ提出について振り返った。その意義は診療の質の保証、診療報酬設計の基礎資料となることだ。わが国では外来データ提出は、外来診療の中の包括報酬においてＤＰＣと同様に外来様式１や外来ＥＦ統合ファイルの提出から始まるだろう。外来データとしては生活習慣病の検査値や、在宅医療、リハビリテーションのデータなどが想定される。

また成果払い方式についても、わが国では回復期リハビリテーション病棟では、すでにＦＩＭ実績に基づく成果払い方式が実施されている。日本でも外来データ提出が軌道に乗れば、英国のように、生活習慣病における診療成果応じた支払い方式も視野に入れてはどうだろう？

❸ 2022年診療報酬改定と在宅医療、訪問看護

本項では、2022年診療報酬改定における「在宅医療」や「訪問看護」の動向について振り返ってみよう。

（1） 2025年の在宅医療の必要量は130万人

2025年、私もその一員である800万人の団塊の世代（1947年～49年生まれ）がそろって後期高齢者となる。そのときの医療提供体制を推計した地域医療構想によると、2025年の在宅医療で追加的に対応をしなければならない患者数は、およそ30万人（29・7～33・7万人）と見込まれる。その30万人は、地域医療構想により、それまで入院で対応していた軽症患者を在宅医療で対応することで生じる患者だ。具体的には、一般病床に入院している医療資源投入量175点未満の患者、いわゆる区分C3の軽症の患者、医療療養病床に入院している軽症の医療区分1の患者の7割、それに都道府県によって異なる医療療養病床の入院受療率の地域差解消分の患者だ。

地域医療構想の結果、この30万人が「在宅医療などで追加的に対応する」こととされている。この追加分に従来からの訪問診療で対応する患者数は、人口の高齢化による増加分も合わせて100万人である。つまり在宅医療で対応する患者数は、2025年には従来分の在宅医療

１００万人に加えて、地域医療構想の追加分30万人を合わせて１３０万人に膨れ上がるのだ。

こうした患者が「行き場のない」状況にならないよう、２０１８年度以降の医療計画や介護保険事業（支援）計画、そして診療報酬、介護報酬改定において必要な「在宅医療の整備」「介護サービスの整備」などを図っていかなくてはならない。

このため、各都道府県で地域医療構想を検討する地域医療構想調整会議では、２０２５年の在宅で訪問診療を行う診療所・病院数の目標値を立てている。これから２０２５年へ向けて団塊の世代の高齢化のピークを迎えるのは大都市圏である。

というのも団塊の世代は、日本が高度成長期を迎えた１９６０年から70年代にかけて地方から都市部に集団就職のため大移動したからだ。そして団塊の世代はそのまま大都市圏に定住して高齢化を迎えた。この団塊の世代の高齢化ため東京、神奈川、大阪、兵庫、福岡などでその施設目標数は地方より高くなっている（図表４‐３‐２）。団塊世代の高齢化問題と在宅医療問題は実は大都市圏の問題でもある。

（２）診療報酬改定と在宅医療

こうした在宅医療を後押しするのが診療報酬の役割だ。２０２５年まであと3年、この間、診療報酬改定は２０２２年と２０２４年改定の２回ある。この２回の改定で２０２５年の在宅医療１３０万人時代を形作る必要がある。残された時間は僅かだ。では２０２０年改定と在宅医療について見ていこう。

中医協で議論された在宅医療のポイントは５つある。①継続診療加算、②在宅療養支援診療

【図表4-3-2】訪問診療を行う診療所・病院数に関する目標設定

施設数で
目標設定を行った都道府県

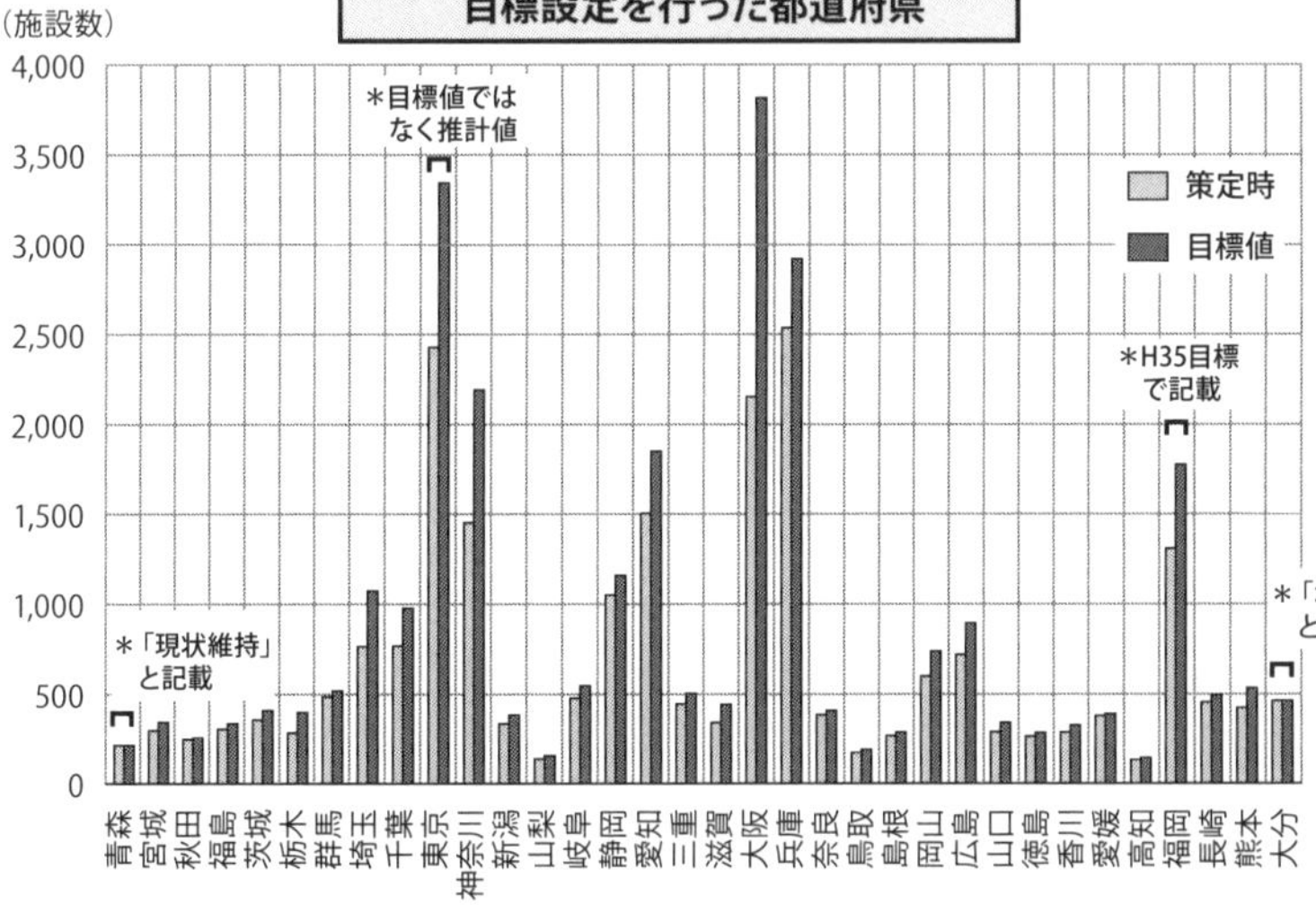

人口10万人あたりの施設数で
目標設定を行った都道府県

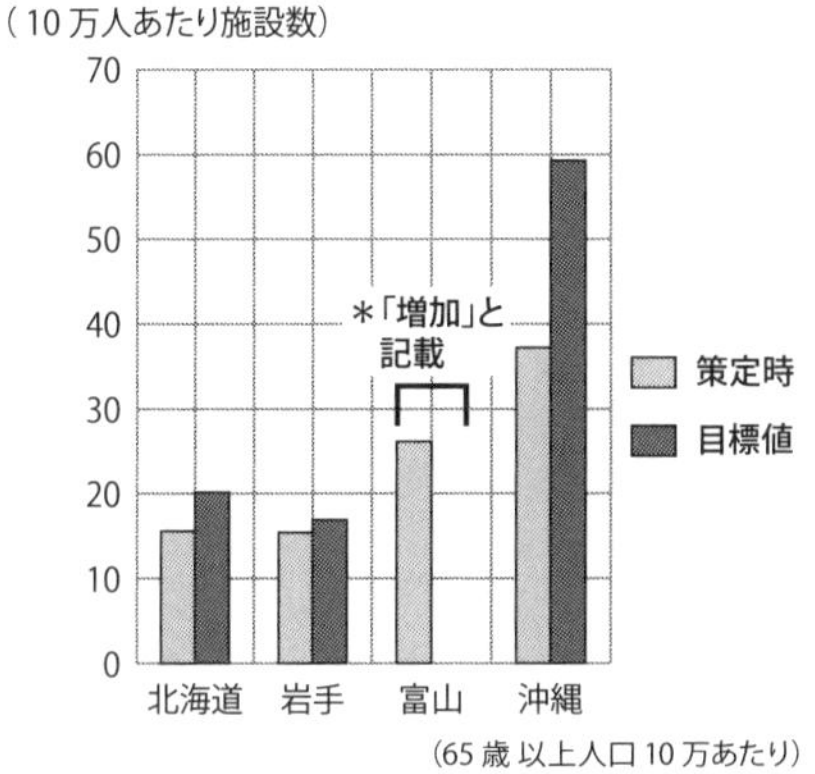

施設数の増加率で
目標設定を行った都道府県

（訪問診療を実施している医療機関の割合）

	策定時	目標値
鹿児島	30.7%	35.7%

（再掲）提出資料（参考資料3）において「訪問診療を実施している診療所、病院数」に関する目標項目の記載のなかった都道府県：山形、石川、福井、長野、京都、和歌山、佐賀、宮崎

●出典：第486回中央社会保険医療協議会総会資料より（2021年8月25日）

所・在宅療養支援病院、③外来と在宅の連携、④ターミナルケア加算、⑤小児緊急往診、これらについて順次見ていこう。

①継続診療加算

継続診療加算（２１６点、月１回）とは、２０１８年改定で新設された加算で、在宅療養支援診療所（在支診）以外の一般の診療所が、かかりつけの患者に対し、他の医療機関との連携を取りながら24時間の往診体制と連絡体制を構築した場合の評価したものだ。

この加算は、これまで在宅診療を行っていない診療所に、他の診療所と連携して在宅診療を行ってもらうための加算と言える。しかしこの継続診療加算の算定状況は２０２０年５月で３０００件強で、在宅医療を評価する在宅時医学総合管理料の７％程度しか普及していない。

診療所が継続診療加算を算定していない理由は、「24時間の連絡・往診体制構築に向けた協力医療機関が確保できない」が多かった。確かに他の診療所の協力のもと24時間体制で往診体制を組むという仕組みはむずかしい。というのも算定クリニック側から、他の診療所に協力を依頼しにくい事情がある。算定クリニックＡが協力クリニックＢに協力依頼をしても、加算の算定はＡクリニックのみである。１か月当たり２１６点の継続診療加算を、たとえ２つのクリニック間で診療契約で分配しても微々たるものにしかならない。このため協力医療機関に「協力医療機関を頼みづらい」というのが本音だろう。

ただ地域によっては、東京都板橋区や千葉県柏市のように、診療所の医師が主治医、副主治医制をとって一人の患者を在宅で診ていく体制を取っているところもある。地元医師会が仲介してこうした協力体制を構築できるところでは、継続診療加算も取りやすいのだろう。
２０２２年診療報酬改定では、以上を考慮して、従来の継続診療加算に加えて、市町村や地域医師会との協力により、往診が必要な患者に対して、連携する医療機関が往診を提供する場合の評価を新設した。またその名称も継続診療加算から在宅療養移行加算へと変更した。

②在宅療養支援診療所・在宅療養支援病院

在宅療養支援診療所（在支診）・在宅療養支援病院（在支病）は、24時間の在宅医療提供体制を敷くいわば「在宅医療の拠点」となる病院・診療所のことだ。在支診・在支病の要件は在支診は診療所、在支病は２００床以下の病院である。在支診、在支病では常勤医師が３人以上いる医療機関を機能強化型としている。この機能強化型には、単独で3人以上をそろえている単独機能強化型と、複数の医療機関が連携して3人以上を確保する連携型の機能強化型に分けられる。なお機能強化型の要件としては医師数以外に、緊急往診や看取りの実績が含まれる。

しかし、これら在支診・在支病の届け出件数を見ると、在支診は機能強化型、従来型ともに頭打ちで施設数は1万5千件台となっている。一方、在支病は１５００件台で増加が続いている。在支病の機能について見ると、日常的な訪問診療の他に、急変時の往診や入院用のベッドの確保、看取りなどが挙げられる。こうした在支病の機能の実績の中でも緊急往診について見ると、年間の緊急往診件数がゼロ件の病院も見られる中、31件以上の病院もありばらつきが見られた。

また緊急時の病床確保についても1床が在支病が最多であった。一方、5床以上も見られる在支病もあり、ばらつきが見られる。また、在宅患者の入院受け入れ実績も、ゼロ件から31件以上とまちまちだ。

もっとも緊急往診件数ゼロについては、現場側からも言い分はある。現場では医師の緊急往診の前に訪問看護ステーションからの訪問が行われ、それによって緊急の入院が行われるケースも多いため、緊急往診がゼロでも緊急入院を行っているケースは多いとの意見もある。以上のようなことにより２０２２年の診療報酬改定では、在支病に緊急往診の実績に替えて、後方ベッドの確保及び緊急の入院患者の受け入れ実績を導入することになった。

③外来と在宅の連携

次は外来医療と在宅医療担当医との連携についてである。外来通院していた患者が、病状が悪化して通院できなくなり在宅療養が必要になったとき、在宅医療に移行することになる。筆者も横須賀にある衣笠病院で外来を行っている。こうしたケースにはよく遭遇する。先日も高齢の女性の患者さんでご主人と二人暮らしの老老介護の方で、高齢の夫が車いすの妻を大変な思いで外来に連れてこられているのを見て、「そろそろ在宅医療に切り替えましょうか？」とお話した。また外来で結腸がんの肺転移の患者さんが「いずれは在宅で過ごしたい。外来に通えなくなったら在宅でお願いします」と言われた。こうしたとき、在宅医療クリニックに紹介することになる。そうしたとき、主治医を交代する必要がある。またケアマネジャーさんにも患者さんから連絡を取ってもらう必要がある。こうした外来通院から在宅医療への移行のタイミングを逃すと、患者の抱える医療・介護問題が複雑化することもよくある。このように外来医療から在宅医療への移行には外来担当医と在宅医療担当医の密接な連携が必要となる。また医師ばかりでなくケアマネジャーを含めた多職種の関わりが必要だ。具体的には主治医意見書の移行、ケアマネジャーとの連携、地域包括支援センターとの連携などである。

このため2022年診療報酬改定では、外来から在宅医療へ移行する際に、まず外来医と在宅医が患者宅を訪問し、スムーズな在宅移行を図るために共同指導を行った場合に、外来在宅共同指導料を新設して対応することになった。

④ACPの要件化

「人生の最終段階における医療・ケアの決定プロセスに関するガイドライン」(アドバンス・ケア・プランニング：ACP)の取り組み状況について見ると、在支病はACPの取り組みは「ある・準備中」が8割、在支診は6割であった。これに対して、中医協では支払い側の委員はACPを在支病、在支診の施設基準化を求めているのに対して、診療側は「まだACPが十分に浸透しているとは言えないので、まず加算などで対応すべき」との意見に分かれていた。しかし、改定では支払側の主張の在支病、在支診へのACPの施設基準化がなされた。

⑤小児緊急往診

成人の場合、緊急往診加算は、「往診の結果、心筋梗塞、脳卒中、急性腹症などが予想される場合」に算定される。しかし、小児の場合は人工呼吸器使用中の患児の低酸素状態、嘔吐、けいれん、発熱などが生じ、生命に危険が及ぶ場合がままある。こうしたとき、外来の手をとめて緊急往診する場合も少なくない。このように成人とは異なる状況での緊急往診が必要なケースがままある。現状では緊急往診加算にはこうしたケースを想定していないため算定ができない。

また小児の在宅末期がん患者は、脳腫瘍が多いが、成人に比べて療養期間が長く、在宅看取りの割合が高く、麻薬の使用量が成人に比べて多い、患者とのコミュニケーションが困難、家族の悲嘆が極めて大きいなどの特性がある。これを受けて、小児がんの特性に応じた、在宅がん医療総合診療料の小児加算が新設された。

（3）訪問看護

次に訪問看護について見ていこう。課題は、①訪問看護事業所の利用者増、②訪問看護事業所の増加、③機能強化型訪問看護事業所の在り方、④訪問看護事業所におけるリハビリ専門職の在り方、⑤専門性の高い看護師による同行訪問、⑥訪問看護と特定行為研修修了者、⑦退院直後のターミナルケア、⑧ＩＣＴを利用した死亡診断支援を行う看護師の評価などである。

①訪問看護事業所の利用者増

在宅医療においては「訪問看護」が必須だ。さて訪問看護には、診療報酬で行う訪問看護と介護保険で行われる訪問看護の2種類がある。原則は、介護保険の給付が医療保険の給付に優先される。しかし、介護保険の適応でない患者や末期の悪性腫瘍、難病、疾患の急性増悪等で、主治医の指示があった場合には、医療保険の給付により訪問看護が行われる。現在、小児等40歳未満の者及び、要介護者・要支援者以外の医療保険による訪問看護利用者数は29万人である。一方、介護保険による要介護・要支援者への訪問看護は55万人となっている。その伸びは著しく、２００１年と２０１９年を比べるとこの20年間で、医療保険による訪問看護の利用者の伸びは５・９倍、介護保険による訪問看護の利用者の伸びは２・９倍と、医療保険による訪問看護が急増している（図表４‐３‐３）。

②訪問看護事業者数の伸び

また訪問看護を提供する訪問看護ステーションには2種類ある。一つは単独開業型の訪問看護事業所で、もう一つは病院・診療所に併設した訪問看護事業所だ。単独開業型の訪問看護事業所は増加の一途をたどり、現在、全国に１万１６００事業所ある。一方、病院・診療所併設型の訪問看護事業所は５８００事業所で微減である（図表４‐３‐４）。

③機能強化型訪問看護事業所

さて訪問看護事業所は、常勤看護師の配置人員等の要件で機能強化型とその他の訪問看護事業所に分かれている。機能強化型の要件は、看護師数、24時間対応、重症度の高い利用者の受け入れ、ターミナルケアの実施などである。機能強化型はさらに看護師配置で、看護師７人以上の機能強化型1と5人以上の機能強化型2、４人以上の機能強化型3の事業所に分かれている。機能強化型以外の一般の訪問看護事業所の看護師配置人員は２・５人以上である。２０１９年、全国で機能強化型1は２７９事業所、２は２３５事業所、３は97事業所で合計６１１事業所で、全体の事業所の４％とまだまだ少数派だ。

一方、訪問看護事業所の配置看護師数に着目すると、配置看護師数は年々増えている。まだ

【図表4-3-3】訪問看護利用者数の推移

訪問看護ステーションの利用者は、介護保険、医療保険ともに増加傾向

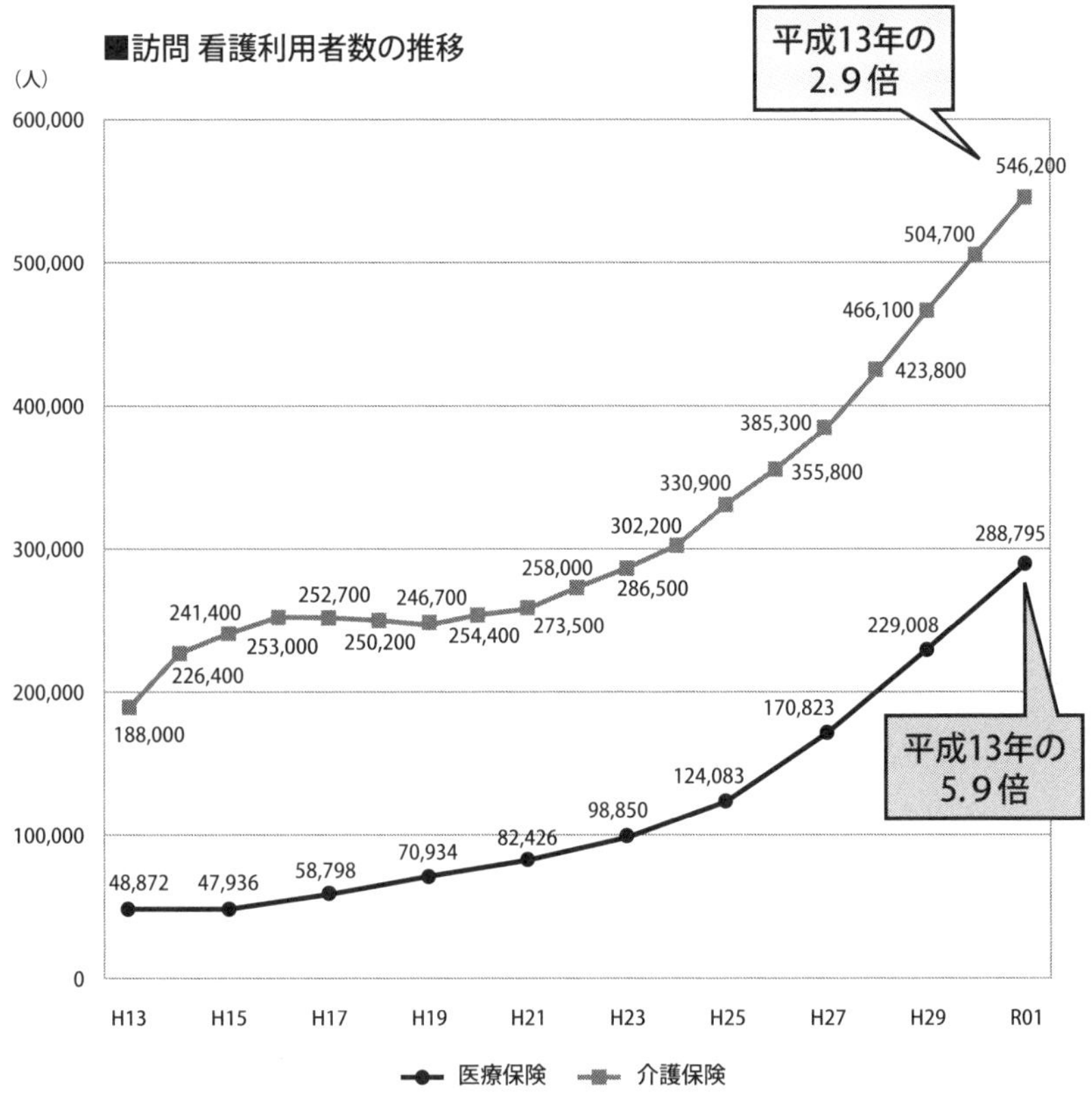

●出典：介護給付費実態調査（各年５月審査分）、訪問 看護療養費実態 調査（平成 13 年のみ８月、他は６月審査分より推計）
※第486回中央社会保険医療協議会総会資料より（2021年8月25日）

【図表4-3-4】訪問看護ステーション数及び訪問看護を行う医療機関数の年次推移

訪問看護ステーションは増加傾向、訪問看護を行う病院・診療所は横ばい

■医療保険の訪問 看護 ステーション数及び医療保険の訪問看護を行う医療機関数

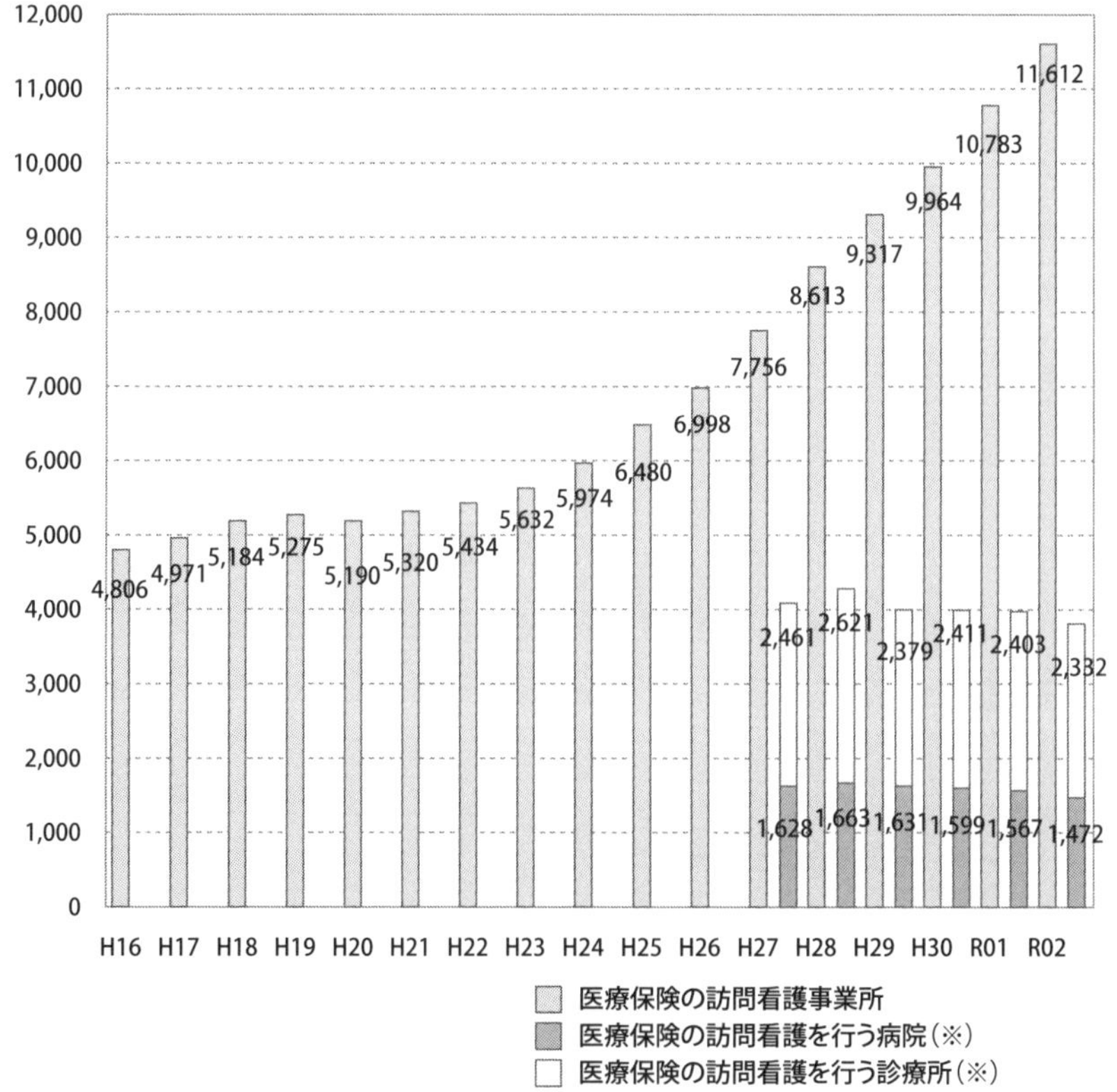

※在宅 患者訪問看護・指導料、同一建物居住者訪問看護・ 指導料、精神科 訪問看護・指導料を算定する病院・診療所

●出典：「 医療費の動向調査」の概算医療費 データーベース（各年 5 月 審査分、医療保険のみ）、
NDB データ（各年 5 月診療分、集計可能なH27〜のみ掲載）
※第486回中央社会保険医療協議会総会資料より（2021年8月25日）

まだ看護師数が５人未満の事業所が約57％を占めるが、５人以上が約43％で年々増加している。

④訪問看護事業所におけるリハビリ専門職

こうした中で訪問看護事業所における最近の論点は、訪問看護事業所の理学療法士などによる訪問リハが挙げられている。一部の訪問看護事業所では、スタッフのほとんどをリハビリ専門職が占めているところがある。こうした事業所では、24時間体制を取っていない、重症な利用者の対応を行わない、ターミナルケアの実施が十分でない、などの指摘がある。

訪問看護事業所は訪問看護だけでは経営が安定しない。利用者が入院したり死亡したりすることで、利用者数が変動し収入が一定しない。こうした事業所では、リハビリ専門職による訪問リハビリを併用することで経営が安定する。またリハビリ専門職も単独開業が認められていない。このため訪問看護事業所からの訪問リハビリに頼らざるを得ない。このように訪問看護と訪問リハビリの両者の利害が一致して、リハビリ専門職の多い訪問看護事業所が増えている。

こうした傾向を是正するため、２０２０年診療報酬改定では、機能強化型の訪問看護ステーションにおいて看護職員割合を6割以上として、過剰なリハビリ専門職の増加に歯止めをかけた。また２０２０年の診療報酬改定では、理学療法士等による医療保険の訪問看護について、週4日目以降の評価を引き下げる措置を行うと同時に、訪問看護計画書・訪問看護報告書について、訪問する職種・訪問した職種の記載も要件化することとした。

２０２２年診療報酬改定では、医師の訪問看護指示書のリハビリ専門職が行う訪問看護について、その詳細を記載することとした。

⑤専門性の高い看護師による同行訪問

専門看護師、認定看護師とは、専門性の高い看護師として公益社団法人日本看護協会により認定された看護師のことだ。専門看護師は、がん看護、精神看護、急性・重症患者看護など13分野からなり、現在2700人いる。認定看護師は、感染管理、緩和ケア、皮膚・排泄ケアなど21分野からなり、現在2万人が認定を受けている。

専門看護師と認定看護師は、どちらも資格取得の前提条件として看護師資格と5年以上の実務研修が必要だ。それに加えて、認定看護師は所定の教育機関における6カ月、専門看護師は看護系大学大学院にて2年間で38単位の取得をしたうえで認定試験に合格しなければならない。

訪問看護では、こうした専門性の高い看護師の同行訪問を評価している。たとえば緩和ケア、褥瘡ケアまたは人工肛門ケア及び人工膀胱ケアに係る専門研修を受けた看護師の同行を評価している。こうした同行訪問の算定件数も徐々に増えている。その算定は主に医療機関に併設した訪問看護事業所で行われている。こうした訪問看護事業所に配置されているのは認定看護師で、領域としては訪問看護、緩和ケア、皮膚・排泄ケアが多かった。

2022年診療報酬改定では、こうした専門性の高い看護師による訪問看護に対して専門管理加算で評価することになった。

⑥訪問看護と特定行為研修修了者

特定行為研修は、2014年の保助看法改正により定められた研修制度だ。指定研修機関において38行為21区分の研修を受け、認定試験に合格することで、看護師は医師の包括的指示のもと手順書に基づいて、輸液の調整や実施などの医療行為を行うことができる。この特定行為研修は医師の働き方改革の中、医師から看護師へのタスクシフトとして注目されている。現在、38行為21区分の特定行為の研修は、領域ごとにパッケージ化されその効率化が図られている。とくに中でも在宅・慢性期領域は訪問看護での活躍が期待される領域だ。

現在、特定行為研修の修了者は２０２２年３月時点で４８３２人で、２０２３年度末までに1万人の養成を目指している。現在、機能強化型訪問看護ステーションの７・２％において特定行為研修修了者が配置されている。そして実施されている特定行為としては、創傷関連、気管カニューレの交換、胃ろうチューブ交換、膀胱ろうカテーテル交換、ろう孔・潰瘍・褥瘡処置、デブリードマン、陰圧閉鎖療法、呼吸器関連、栄養及び水分管理に係る薬剤投与、脱水症状に対する輸液補正などである。

今後、訪問看護における特定行為研修修了生の活躍が期待される。それには在宅・慢性期領域における特定行為研修を行う訪問看護事業所の増加が求められている。

２０２２年診療報酬改定では、在宅医療における特定行為研修修了生に対して、前述の専門性の高い看護師による訪問看護に対して専門管理加算で評価すると同時に、医師の訪問看護における特定行為の手順書交付に対しても手順書加算が新設され、その普及を促進している。

⑦退院直後のターミナルケア

入院中のターミナル期の患者が「最期は在宅で」と、自宅退院するケースがある。この場合、訪問看護ターミナルケア療養費を算定できるが、その要件は患者がなくなる日とその前の14日間の計15日間に、訪問看護基本療養費を2回以上算定する必要がある。しかし、退院当日に訪問しても、訪問看護基本療養費の算定は認められていない。そのためたとえば退院当日と翌日に訪問しても算定できない。

こうしたケースの場合、退院当日の訪問看護を評価する退院支援指導加算は算定しているが、訪問看護ターミナルケア療養費は算定していないケースが２０１３年には16件、２０１７年には90件にも膨れ上がっている。これは退院当日が算定できないことがハードルとなっている可能性がある。このため２０２２年診療報酬改定では、死亡日及び死亡日前14日以内に２回以上実施することとしている訪問看護について、退院日の退院支援指導を含めて算定できることとした。

⑧ＩＣＴを利用して死亡診断支援を行う看護師の評価

２０１８年の診療報酬改定で、離島などの医師が本土に行っていて不在なとき、本土に居る医師がＩＣＴを活用して、離島の訪問看護師と連携して死亡診断を行うことが認められるようになった。具体的には、医師が定期的・計画的な訪問診療を行っていること、医師が直接の死亡診断を行うまでに12時間以上かかること、医療資源の少ない地域に居住する患者で、訪問看護を利用していることが要件となる。

このために医師と連携する看護師に対して、医師による死亡診断等に必要な情報を報告するための法医学等に関する２日程度の研修を実施している。研修内容は、①法医学に関する講義

（死因究命・死因統計制度、死因論、内因性急死、外因子等）、②法医学に関する実地研修（2体以上の死体検案、または解剖への立ち合い）、③看護に関する講義・演習（機器を用いたシミュレーション、患者・家族とのコミュニケーション等）。

そして実際の流れは以下のようだ。まず法医学的研修を受けた看護師が、医師とＩＣＴを利用した死亡診断等を行うのに必要な機器・物品を準備する。患者さんの死亡診断に当たっては、看護師はリアルタイムの双方向コミュニケーションが可能な端末を用いて、遠隔からの医師の指示により、遺体の観察や写真撮影を行い、記録様式とともに医師に電子メールで報告する。医師はその際、死亡の事実と異常死でないことを判断する。このように死亡診断が決まった段階で、看護師は死亡診断書を代理記入し、電子メールで医師に送付し、医師が確認を行う。そして医師から患者の死亡についてご遺族に説明する。その後、看護師からご遺族に死亡診断書を渡す。

こうしたＩＣＴを利用した死亡診断については、２０１８年診療報酬改定で、医療機関側には在宅患者訪問診療料に死亡診断加算として２００点が加算されることになった。この加算算定件数は２０２０年6月分で１８７回が算定されている。しかし研修を受けた看護師を配置し、ＩＣＴを利用して死亡診断等の支援を行った訪問看護ステーションは、訪問看護ターミナルケア療養費の算定は可能だが、ＩＣＴ準備や看護師の研修については評価されていない。このためこれを新規加算として訪問看護ステーションの評価を行うことが中医協の論点となった。この中で、日本看護協会の吉川専門委員は「法医学研修の受講、看取り期に着目した手厚いケアの実施など通常とは異なる特別な訪問看護提供となることから、加算で評価してほしい」と中医協で述べた。これに対して２０２２年診療報酬改定では、訪問看護側にも遠隔死亡診断補助加算が新設されることになった。

２０２２年４月診療報酬改定へ向けて中医協で行われた在宅医療、訪問看護について振り返った。在宅医療や訪問看護の需要はとくに都市部において急増している。筆者が勤務する神奈川県横須賀市にある衣笠病院でも訪問診療クリニックや訪問看護ステーションがあるが、その利用者数は年々右肩上がりで増えている。先日も横須賀市役所で行われた在宅療養連絡会議で、こうした在宅需要の急増について話し合いがもたれた。現在横須賀市では、自宅や老人ホームや介護老人施設における看取り数は２０１９年現在、年間１１９６件であるが、団塊の世代が後期高齢者になる２０２５年には、その数はなんと２０００件近くに倍増するとの予測だった。

２０２５年まであと４年しかない。在宅看取りに代表される在宅医療や訪問看護の急増にどのように対処するのかが都市部では問われている。

〈参考文献〉
厚生労働省　第９回医療計画の見直し等に関する検討会（２０１７年２月17日）
厚生労働省　第４８６回中央社会保険医療協議会総会（２０２１年８月25日）
厚生労働省　第４９３回中央社会保険医療協議会総会（２０２１年10月１３日）
厚生労働省　第５００回中央社会保険医療協議会総会（２０２１年11月26日）

❹ 地域医療ＤＸ～デジタル完結3点セットとSaMD（サムド）

本項では地域医療ＤＸ（デジタルトランスフォーメーション）について紹介していこう。これからの地域医療連携には、デジタル化による変革が避けられない。今回は規制改革推進会議の医療介護ワーキンググループでも取り上げられた、「デジタル完結３点セット」と「SaMD(サムド)」について見ていこう。デジタル完結３点セットとは「オンライン診療」、「電子処方せん」、「オンライン服薬指導」のことだ。また SaMD とは Software as a Medical Device の略で、デジタル治療アプリとも呼ばれる。SaMD はこれから医師、薬剤師、看護師、栄養士などの多職種が、慢性疾患患者の疾病管理に対応するときの強力なツールとして期待されている。

（1） デジタル完結3点セット

さて２０１９年10月からスタートした内閣府の規制改革推進会議（議長・小林喜光三菱ケミカルホールディングス会長）は、経済社会の構造改革を進める上で必要な規制の在り方の改革を審議している。このワーキンググループの一つである医療介護ワーキンググループ（座長・大石佳能子メディヴァ社長）では、デジタルトランスフォーメーションの他にも以下のテーマを審議している。医療・介護関係職のタスクシフト、介護サービスの生産性向上、スイッチＯＴＣなど。これらについて毎回、河野太郎規制改革担当大臣（当時）も出席して議論を行っ

【図表4-4-1】デジタル完結３点セット

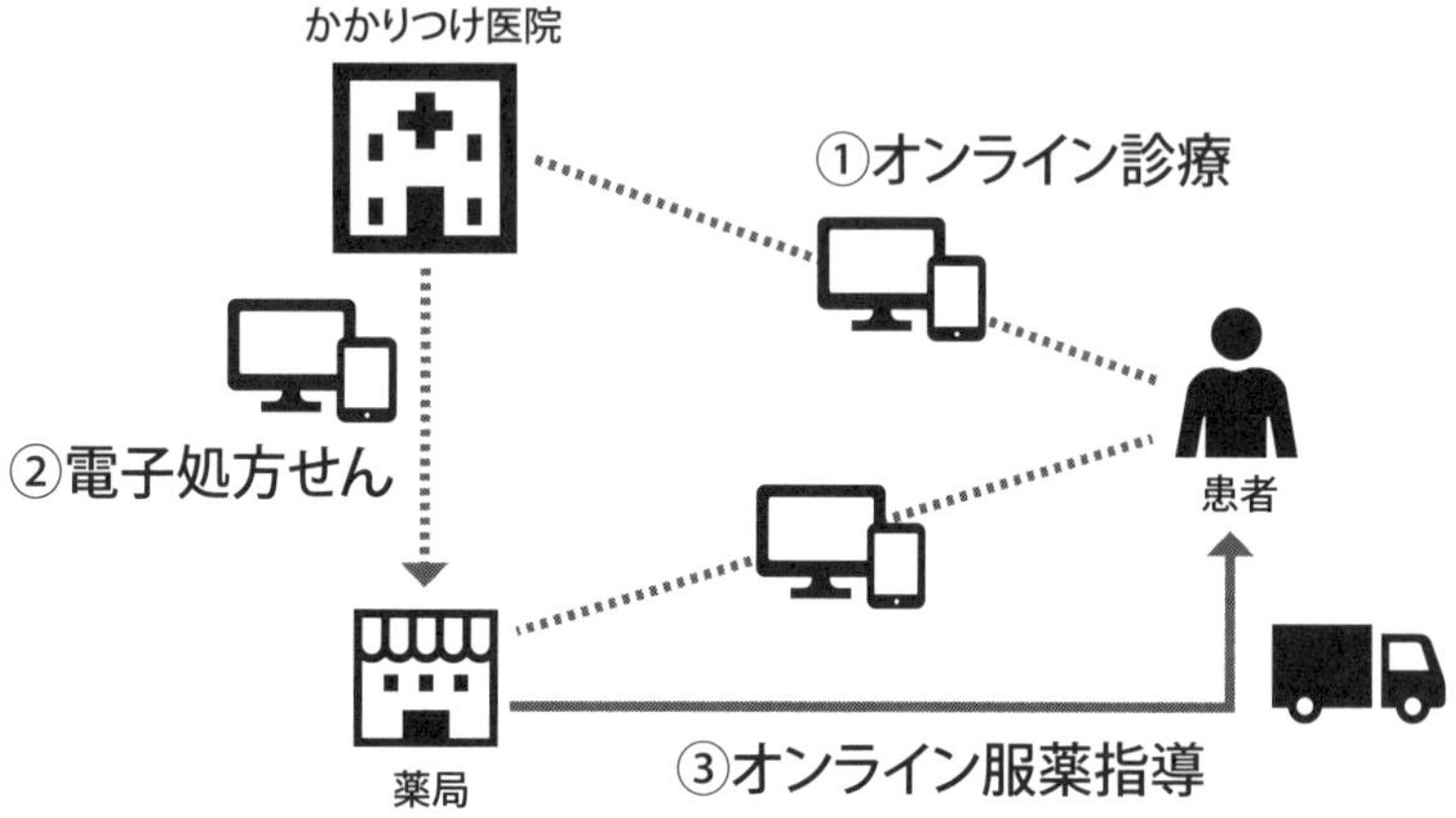

ていた。

筆者も同ワーキンググループの専門委員のひとりだ。ここでは２０２１年３月のワーキンググループで取り上げられた「デジタル完結３点セット」についてまず見ていこう。医師がオンライン診療を行い、電子処方せんを発行し、薬局がその後、オンライン服薬指導を行うという地域医療DXの典型とも言える地域完結型のデジタル完結３点セットだ（図表４－４－１）。

(2) オンライン診療

オンライン診療については２０２０年４月、新型コロナの感染拡大の渦中に規制改革推進会議の特命タスクフォースが、これまで認められていなかった「初診からのオンライン診療」を突破したことが先述したように大きな話題となった。まずこの経緯をもう一度振り返っておこう。

オンライン診療は、医師法20条の「対面診療の原則」により長らく認められてこなかった。しかし１９９７年の旧厚生省事務連絡により「遠隔診療はあくまで直接の対面診療を補完するものとして行うべきもの」として「離島、へき地、慢性疾患などの病状が安定している在宅患者など」をその対象として例示したのが始まりだ。２００３年には厚労省も事務連絡で同様に遠隔診療を追認している。２０１８年３月には厚労省は「オンライン診療の適切な実施に関する指針」で「初診は原則対面診療」と明記した。そして２０１８年４月診療報酬改定でオンライン診療料を新設する。しかしその要件では初診からのオンライン診療は認めず、適応疾患も生活習慣病等に限定し、外来医療、在宅医療においてのみ認めることとした。ただ30分ルール、３か月ルール、６か月ルール、12か月ルールなど様々な要件で縛りをかけた。次の２０２０年４月診療報酬改定では、対象疾患やその他の要件の若干の緩和を行うにとどまった。

この２０２０年４月の診療改定に、新型コロナ感染拡大の波が襲う。その中で規制改革推進会議の主張は、「初診からオンライン診療を認めれば、通院を省け、患者も医療従事者も院内感染から守れる」というものだ。一方、厚労省はオンライン診療は受診歴のある患者で高血圧などの慢性疾患であれば可能だが、「受診歴のない患者のオンライン診療は認められない」との説明に終始し、議論は暗礁に乗り上げる。しかし、この間も新型コロナの拡大は止まらない。患者と向き合う現場の医療従事者らからも、「オンライン初診の解禁で感染リスクを下げるべきだ」と切実な声が上がり、政府側にも伝えられた。

そして、２０２０年４月２日に設けられた規制改革推進会議の特命タスクフォースは、首相官邸の意向を踏まえ、なんと１週間足らずでオンライン初診解禁を打ち出す。そしてそれが、２０２０年４月10日の事務連絡「新型コロナウイルス感染症の拡大に際しての電話や情報通信機器を用いた診療等の時限的・特例的な取り扱いについて」の通知につながった。この通知により、初診からのオンライン診療、対象疾患の拡大などが認められることになった。

この背景には規制改革推進会議の特命タスクフォースが、初診患者のオンライン診療をしぶる厚労省や日本医師会を、新型コロナ感染拡大の非常時モードを楯に、押し切ったことが挙げられる。

さらに2020年10月には田村憲久厚労相、河野太郎規制改革担当相、平井卓也デジタル改革担当相の関係3閣僚による「初診を含めたオンライン診療の原則解禁」を公表し、コロナ以降も恒久化することとした。これを受けて、2022年4月の診療報酬改定で、オンライン初診については251点と対面288点の87%の点数が付くことになった。

（3）電子処方せん

次に電子処方せんについて見ていこう。医療介護ワーキンググループでは、2020年3月に遅々とし進まない電子処方せんの課題を取り上げている。

電子処方せんの議論は、2008年の医療情報ネットワーク基盤検討会で、「電子処方箋の実現について」から始まった。この検討会では期待される処方せん電子化の在り方、処方せん電子化によるメリットと生じる課題などを検討した。そして2016年2月の医療情報ネットワーク基盤検討会で、「電子処方せん運用ガイドライン」の検討が具体的に始まった。検討会では電子処方せん管理サーバー、HPKI（保健医療福祉分野の公開鍵基盤）、電子処方せん引き換え券が議論された。

電子処方せんの運用には、電子処方せんの管理サーバーが必要だ。検討会では地域医療連携ネットワークが構築・運用する電子処方せんサーバー（ＡＳＰサーバー）に医療機関が電子処方せんを登録し、薬局が取得する方法で行うことを想定していた。しかし「現在、２００か所以上で運用中の地域医療連携ネットワークごとにＡＳＰサーバーを置くのか？」、「そのＡＳＰサーバーの構築や運用経費はだれが払うのか？」、また、医師の電子処方せんの登録および薬剤師の取得においては、ＨＰＫＩを利用し、登録者・取得者の認証と証明書付き電子処方せんとして運用する。

しかし、電子署名に必要なＨＰＫＩカードの運用があまりに煩雑で、実際にはＨＰＫＩカードの普及が進んでいないことが課題だ。ＨＰＫＩ医師認証は２０２１年２月時点で全医師の５・５％にしか普及していない。またＨＰＫＩ薬剤師認証は、２０２０年３月で５４０件しか普及していないという。さらに患者が薬局に薬を取りに行くときに、処方せんの代わりに紙媒体の電子処方せん引換証を持っていかなくてはならない。これでは何のための電子処方せんであるかわからないことが問題となった。

こうした課題を受けて２０１９年９月の「電子処方箋の円滑な運用に関する検討会」では、以下の見直しを提案している。紙媒体の電子処方箋引換証を必要とする運用の見直し。具体的には電子処方箋引換証については、紙か電子媒体でＱＲコードや処方内容などが記された「アクセスコード」を発行する。また電子処方せん管理サーバーは、クラウドを活用したシステムを構築する方向性を示した。その他電子版お薬手帳等との連携についても提言している。

以上の検討会の報告等を受けて、２０２０年３月より「健康・医療・介護情報の利活用に関する検討会」（座長・森田朗津田塾大教授）が発足して、電子処方せんについては以下のような方向性で検討が進んでいる。まず電子処方せん管理サーバーは支払基金、国保連のサーバーを使用することとしている（図表4‐4‐2）。

これに関して2020年3月の医療介護ワーキンググループでも、以下の議論がなされた。支払基金、国保連の医薬品情報はレセプト情報に依存しているので、1・5か月のタイムラグが生じる。電子処方せん管理サーバーでは、医薬品の重複投与などの検出を行うには「直近の処方データを参照することができない」という意見が出た。

またHPKIも課題だ。医療介護ワーキンググループでも「現状では処方せんに医師の三文判を押印しているのが実態だが、これが電子処方せんになるとHPKIという実印レベルの規制をかけるのはいかがなものか？」、「医師の所属する医療機関や薬剤師が所属する保険薬局が機関登録していればより簡易な医師確認と薬剤師確認で済むのではないか？」、「HPKIの他に、認定特定認証事業者の電子署名やクラウド型電子署名を活用すべき」などの意見が出された。電子処方せんについては2023年の実施を目途に検討が進んでいる。

（4）オンライン服薬指導

次にオンライン服薬指導について見ていこう。オンライン服薬指導についても、長らく対面での服薬指導が義務付けられていた。これを2015年の日本再興戦略において、「特例として国家戦略特区でのテレビ電話を活用した服薬指導が可能になるよう、法的措置を取る」という方針が出された。これを受けて2018年の国家戦略特区で、愛知県、兵庫県養父市及び福

【図表4-4-2】は電子処方箋管理サービスは支払基金、国保中央会のサーバーを使用する

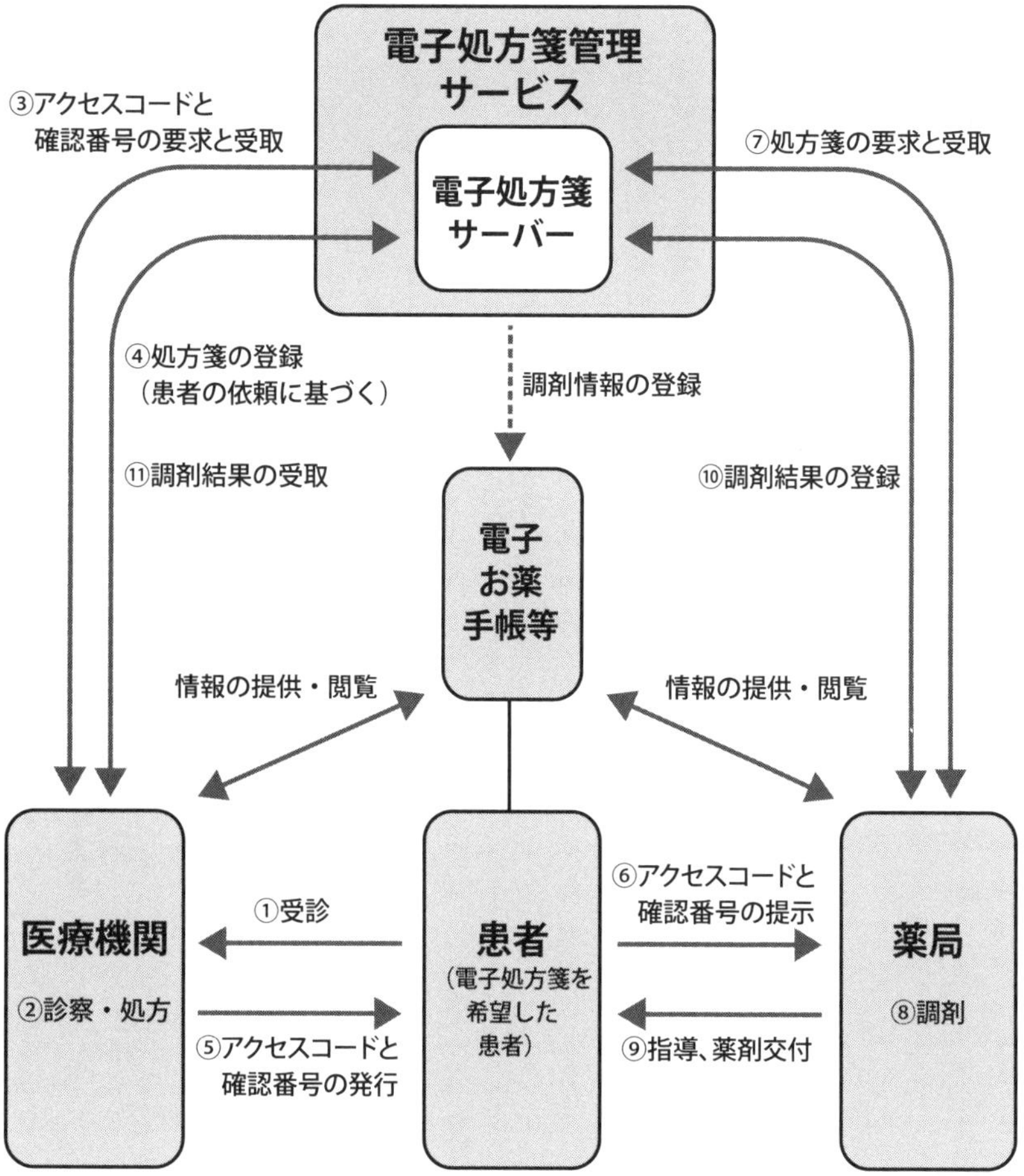

●出典：健康・医療・介護情報の利活用に関する検討会資料（2020年11月9日）より

岡市におけるテレビ電話による服薬指導の実証実験が行われた。

この実証実験を受けて２０１９年12月改正薬機法施行により、「服薬指導について、対面義務の例外として、一定のルールの下で、テレビ電話等による服薬指導を規定」することが決まり、２０２０年９月１日に施行されることになった。改正薬機法に基づくオンライン服薬指導には、オンライン診療時と在宅訪問診療時の処方せんに基づく服薬指導の２つがある。いずれの場合でも対面服薬指導を行った患者に限定され、当該薬局において調剤したものと同一内容の薬剤について行うこととされた。

ところが、改正薬機法施行前に、コロナ禍の２０２０年４月10日の新型コロナ対応のための時限的な特例措置で一挙に事態が変わる。それまでの改正薬機法に基づくオンライン服薬指導は、オンライン診療と在宅訪問診療の処方せんに限定されていたが、これが４月10日の通知では基本的にすべての処方せんに変更された。また画像と音声でなくとも電話のみでも可となった。また従前に処方したことがある薬剤と同一でなくとも可となった。また、「原則として服薬指導は同一の薬剤師が実施すること」が、「かかりつけ薬剤師・薬局など患者の居住地にある薬局が行うことが望ましい」となった。図表４‐４‐３に薬機法改正に基づくオンライン服薬指導と４月10日通知によるオンライン服薬指導の対比を示す。

さて新型コロナで始まったオンライン服薬指導の臨時的措置の恒久化については、２０２０年12月の規制改革推進会議と国家戦略特別区域諮問会議の合同会合で、「オンライン診療・服薬指導の恒久化は２０２１年夏を目途にその骨格を取りまとめた上で、実施に向けた取り組みを進めるとしている。そして２０２２年診療報酬改定では、オンライン服薬指導は、

【図表4−4−3】オンライン服薬指導

	オンライン服薬指導	4月10日通知対応
処方箋の種類	外来診療× 在宅診療（初診は×） オンライン診療（初診は想定していない）	基本的にすべて○ （一部例外症例あり）
服薬指導の実施	初回は×（対面のみ） 継続した処方では、対面とオンラインを組み合わせて実施	制限なし
通信方法	映像と音声の両方（音声のみは不可）	音声のみ（電話）も可
薬剤師	原則として同一の薬剤師が実施	かかりつけ薬剤師・薬局など、患者の居住地にある薬局が行うことが望ましい
薬剤の種類	従前に処方したことがある薬剤と同一である。	要件なし（ただし、医師の処方制限あり）
調剤の取り扱い	処方箋原本の到着をもって調剤が可能	医療機関からファクシミリ情報などで調剤可能。処方箋原本は医療機関より事後送付

4月10日通知にかなり近い形で実現し、その点数も対面と同等以上となった。
規制改革推進会議が突破したオンライン診療・オンライン服薬指導、そして2023年に運用監視の電子処方せんがそろえば、いよいよデジタル完結3点セットが完成することになる。デジタル完結3点セットの今後の行方に注目したい。

(5) SaMD(サムド)の現状と課題

さてここからは医師や薬剤師、看護師、栄養士など医療に係る多職種と患者との関わりを支える新たなDXを見ていこう。それがSaMD(サムド)だ。まず国内初のSaMDの事例を見ていこう。

2020年8月、株式会社キュア・アップ(東京都中央区　佐竹晃太代表取締役社長)は、「CureApp SC ニコチン依存症治療アプリ及びCOチェッカー」(以下、キュア・アップ禁煙アプリ)について、厚生労働省より薬事承認を取得したと発表した。そして同アプリは2020年11月にその保険適応も中医協で認められた。

同社は現在さらに非アルコール性脂肪肝炎(NASH)治療アプリ、高血圧治療アプリを開発中とのことだ。2020年はわが国におけるSaMDのスタート元年となるだろう。

(6) SaMD(サムド)とは何か?

まずSaMDとは何か？　その定義を見ていこう。

2020年10月の医療介護ワーキンググループでもこのSaMDについて取り上げた。その際に紹介されたSaMDの定義は以下のようである。

２０１３年、先進各国が参加する国際的なフォーラムである、国際医療機器規制当局フォーラム（ＩＭＤＲＦ）の定義によれば以下である。「SaMDとは単体で医療機器として機能するソフトウェアである」とした。これは従来から広く使われている医療機器の一部の役割を担うソフトウェアとは区別して定義している。こうしたSaMDは国内では２０１４年の薬機法改正では以下のように定義している。薬機法でソフトウェア単体でも「プログラム医療機器」と呼ぶこととした。プログラム医療機器は、医療機器の範囲にプログラムまたはこれを記録した記録媒体を含むと定義した。また２０１６年にはプログラム医療機器について、画像診断機器の画像の加工処理プログラムを想定したガイダンスを公表している。

また米国の非営利団体のデジタル治療アライアンスは「デジタル治療機器」と呼び、以下のように定義している。「デジタル治療機器は、エビデンスに基づき臨床的に評価されたソフトウェアを使用して、患者に直接治療的介入を提供し、行動、精神、身体の疾患や障害の幅広いスペクトルの治療、管理、予防にあたる。これらの治療法は、単独、もしくは薬物療法、機器、その他の治療法と組み合わせて使用され、患者のケアと健康状態を最適化する」。これを言い換えるとデジタル治療機器とは、従来の治療法に代わる、またはそれを補完する、「科学的根拠に基づくソフトウェア」を使った治療手段のことである。多くの場合、スマートフォンやタブレット端末などのモバイル機器のアプリの形をとっている。

これまでの広義の「健康アプリ」、たとえば、睡眠アプリやジョギングなどの運動を記録する運動アプリも、同じカテゴリーに含まれる。しかし最大の違いは、デジタル治療機器は薬事承認を受けた医療機器であり、医師の処方を必要とし、睡眠アプリなどの日々の健康記録を付ける性質のアプリとは区別されるということだ。

冒頭に紹介したキュア・アップ禁煙アプリは、患者が自分の気分や服薬状況、呼気中の一酸化炭素（ＣＯ）の濃度の数値をスマホを使ってアプリに入力すると、患者に個別化された治療ガイダンスがアプリで配信される。たとえば患者が「たばこを吸いたくなった」とアプリに入力すると、アプリを通じて「ガムを噛（か）みましょう」「部屋の掃除をしましょう」などと具体的な行動が提案される。

キュア・アップ禁煙アプリは、２０１７年10月〜２０１８年12月に第三相臨床試験（治験）を行い、禁煙外来においてデジタル治療機器を用いた介入群と、アプリを用いない対象群の禁煙継続率をランダム比較した。その結果、治験開始後24週目の継続禁煙率について、デジタル治療機器を使用した介入群は63・9％（１８２／２８５例）で、対象群は50・5％（１４５／２８７例）となり、介入群は約13ポイント上回った。介入群の対照群に対するオッズ比は１・７３であり、統計学的な有意差を示した。

（7）米国における SaMD の歴史

さて SaMD はもともと米国で２０１０年よりスタートした。米国での世界最初の SaMD は、２０１０年に米国ＦＤＡ（食品医薬品局）から承認されたウェルドック社の Bluestar である。このアプリは、1型および2型糖尿病患者の自己管理を支援するアプリである。患者が日々の血糖自己測定値をアプリに入力すると、個々人の状態に応じた食事指導や運動を促すメッセージが発信される。また、服薬記録によるアドヒアランスの向上機能もあり、患者の自己管理を支援する。同アプリは2型糖尿病患者１６３名を対象とした臨床試験において、ヘモグロビンA1c値が通常治療を受けたグループよりも1年間で１・２％も減少したことが示された。ヘモグロビンA1cが１・２％も下がれば、医薬品ならば画期的新薬扱いだ。このためBlueStarは通常の医薬品と同様に医師が処方しており、米国の複数大手保険会社が保険償還の対象としている。

BlueStarの承認を皮切りに米国では治療用アプリを手掛ける企業の参入が相次ぎ、多くのデジタル治療アプリが米国食品医薬品局（ＦＤＡ）の承認を得ている。たとえば、ピア・セラピューティクス社のreSETは、薬物依存症治療を行う治療アプリである。患者に認知行動療法のレッスンを行うことで、アルコール・コカイン・マリファナ等の薬物中毒治療を行う。同じくピア・セラピューティクス社のSomrystは慢性不眠症の治療アプリである。また同社は統合失調症の治療アプリも開発中とのことだ。またアキリ・インタラクティブ社のEndeavorRxは、小児の注意欠如多動性障害（ＡＤＨＤ）治療のための、世界初のゲーム機能を持つデジタル治療アプリである。また同社では大うつ病性障害のデジタル治療を開発中とのことだ。またクリック・セラピューッティクス社は、大うつ病、不眠症、禁煙アプリを開発中とのことだ。

またプロペラ・ヘルス社のPropellerは、喘息・ＣＯＰＤ向けの服薬時の状況や使用頻度の管理を行う治療用アプリで、臨床試験で効果を示し、ＦＤＡの認可を取得している。

こうした海外のデジタル治療開発企業と、日本国内の製薬企業のアライアンスも進んでいる。たとえばアステラス製薬は２０１９年11月に、ウェルドック社のBlueStarを日本や一部のアジア地域で商業化する契約を同社と締結したと発表した。また、ウェルドック社と共同で、糖尿病以外の複数の疾患を対象とした、デジタル治療の開発も目指すとしている。また、塩野義製薬はアキリ・インタラクティブ社とＡＤＨＤや自閉スペクトラム症向けの治療用アプリのライセンス契約を締結した。また大塚製薬は２０１９年1月に、大うつ病性障害を対象とした治療アプリを開発する、米クリック・セラピューティクス社と提携したと発表した。日本においても、海外の治療アプリの導入に向けた動きが活発化している。

（8）SaMDラグ

しかし日本国内でのSaMDの開発・普及には課題もある。その課題については２０２０年10月の医療介護ワーキンググループでも指摘された。ワーキンググループでヒアリングを行ったＭＩＣＩＮ社の担当者によると、日米のSaMDの承認品目数は日本の承認数10件未満、米国の50件のわずか5分の1とそのラグは際立っている。このSaMDラグについては当日参加していた河野太郎規制改革担当大臣（当時）も問題視をした。

このように国内でのSaMDの開発承認は遅れている。課題は我が国におけるSaMDの開発・承認・保険償還に関する制度環境の遅れとその整備にある。

前述したように日本では薬事法が２０１４年に改正された。改正前は医療機器のソフトウェア部分は医療機器と一体として規制していて、ソフトウェア単体では薬事法の規制対象となっていなかった。これを薬機法ではソフトウェアを単体で流通することを可能とし、「プログラム医療機器」として規制対象とすることとした。

そして２０１６年にそのガイダンスも公表した。しかしガイダンスは画像診断機器の画像の加工処理プログラムを想定したものであった。このガイダンスにより２０１６年4月から保険適応となったのが、株式会社アルムが開発した医療関係者間の画像情報共有アプリ「Join」である。救急の現場などで、医師同士がスマホで患者のＣＴやＭＲＩ画像を共有できるソフトは、これまでの救急医療の質を大きく改善するものとなった。

さてキュア・アップ禁煙アプリが承認されたことを契機に、今後は治療プログラムやソフトについてのガイダンスを整備する必要がある。さらに今後、医療機器としての SaMD が医療機器として、どのクラス分類に相当するのか、その薬事承認に当たってのエビデンスレベルや、保険償還方式についても検討をする必要がある。

（9）欧米先進国の SaMD ガイダンス

一方、米国ではすでに SaMD に関連するガイダンスを発行している。２０１３年には、ＦＤＡが「Mobile Medical Applications（ＭＭＡ）」というガイダンスを公表し、健康アプリとＦＤＡが統括するＳａＭＤとの明確な線引きを行い、開発を促進する方針を明確にした。

並行して「Software as a Medical Device（SaMD）の臨床評価に関するガイドライン」も整備され、多くのＩＴ企業が医療という異分野に挑戦できるステージが整えられた。実際、これ以降、デジタル治療分野への投資額が急増している。

またイギリス保健省配下である国立医療技術評価機構（ＮＩＣＥ）では、デジタルヘルス機器の開発者に、「ＮＨＳがどのように決定を下すのか」「標準的なエビデンス」についてのアドバイスを提供したガイダンス「Evidence Standards Framework for Digital Health Technologies」を２０１９年３月に公表している。この中で、デジタル治療機器の認証に必要なエビデンスレベルを「有効性」「経済的インパクト」の両面から定義している。これにより企業がデジタル治療の開発参入を行うための指針としている。

具体的には、以下のように機能クラス分類がなされ、それぞれのエビデンスが明らかにされている（図表４-４-４）。

上記の基準から、「デジタル治療機器」は、クラス３ａやクラス３ｂに該当すると考えられるが、このクラスの場合は、以下のエビデンスを必要とすることが、示すべきアウトカムの項目とともに明示されている（図表４-４-５）。

またドイツでは、デジタルサービス新法が２０１９年11月に成立した。この法律は医療のデジタル化拡大を意図している。同法はデジタル治療アプリの処方と保険償還の方針を示したものだ。この法令の中で、治療用アプリは低リスクの医療機器（クラスⅠまたはⅡａ）に分類し、その試行段階から健康保険による償還を認めている。

まず償還に先立ち、ドイツ連邦医薬品・医療機器機関（BfArM）は、治療アプリの安全性、機能性、品質、データセキュリティ、データ保護について確認しなければならないとした。さらに、治療用アプリのメーカーは、そのアプリが患者の健康に及ぼすポジティブな効果を1年間の試行期間中に実証しなければならない。メーカーはこの試行期間中に保険者との間で仮の価格を自由に設定することが認められている。そして1年後、治療用アプリにポジティブな効果が実証されれば、公的保険に正式収載され、最終的な償還額が決定することになる。このよ

【図表4−4−4】英国NICE のデジタルヘルス技術のクラス分類

クラス	カテゴリー	事例
1	**システムサービス**	電子処方せんシステム、電子カルテなど
2	**情報提供**	健康増進に向けたレシピ等の情報提供 シンプルなモニタリング（フィットネスウェアラブル、症状記録ツール） コミュニケーション（医療従事者とのビデオチャットツール）など
3a	**行動変容** **自己管理**	行動変容（禁煙、減量） 自己管理（医療従事者と連携するデータ記録・送信ツール）
3b	**治療** **アクティブモニタリング** **予測** **診断**	治療（メンタルヘルス治療） アクティブモニタリング（インプラントやセンサー等と連携しリモートモニタリングを行うもの） 予測（早期予兆検知） 診断（臨床データを用いた診断ツール）

●出典：英国保健省NICE「Evidence Standards Framework for Digital Health Technologies」2019年3月

【図表4-4-5】デジタル治療機器の機能分類とエビデンス基準（英国NICE）

クラス	カテゴリ	ミニマムエビデンス基準	ベストプラクティス基準
3a	効果の提示	関連するアウトカムを示す質の高い観察研究または準実験的研究。これらの研究は比較データを提示すべきである。	比較群を組み込んだ質の高い介入研究（実験的または準実験的デザイン）で、関連するアウトカムの改善を示すもの。
	適切な行動変容手法の利用	使用されるデジタル治療アプリが以下の通りであることを示すことができる。 ・認知された行動変容理論と推奨される実践との整合性（NICEや関連する専門機関のガイダンスに沿ったもの）。 ・対象となる人たちに適していること。	使用されているデジタル治療アプリが以下のものであることを示す質的または量的証拠が公表されている。 ・公表され、認められている効果的な行動変容技術に基づいている ・推奨されている実践に沿っている ・対象となる人々に適切である。
3b	効果の提示	比較群を組み込んだ質の高い介入研究（実験的または準実験的デザイン）で、関連するアウトカムの改善を示すもの。	英国の医療および地域ケアシステムに関連する設定で実施された、質の高い無作為化比較試験または研究で、デジタル治療アプリを関連する比較対照薬と比較し、検証された条件固有のアウトカム指標を使用して、対象集団の臨床転帰を含めて一貫した有益性を実証したもの。あるいは、デジタル治療アプリに関する十分な研究がある場合には、無作為化比較試験のメタアナリシスを十分に実施すること。

●出典：英国保健省NICE「Evidence Standards Framework for Digital Health Technologies」2019年3月

うに、ドイツのデジタルヘルス新法は、極めて野心的にデジタル治療アプリの開発導入を支援しようとしている。わが国でもこうした欧米の事情を鑑みて、より迅速なSaMDの開発と保険収載への道を開くべきと考える。

さて、以上デジタル完結３点セットとSaMDを振り返って見てきた。これらのデジタル変革は、今後の地域医療のすがたを大きく変えることになる。とくにSaMDは慢性疾患における重症化予防や疾病管理に大きな変革をもたらすだろう。もちろん、これまでも外来や在宅医療において、血圧コントロールや糖尿病コントロールを始めとして、慢性疾患患者の疾病管理は行われていた。それも医師ばかりでなく薬剤師、看護師、栄養士などの多職種の連携の中で行われてきた。これがSaMDのようなデジタル治療機器の登場で、治療の場が広がり、治療効果の向上が期待される。そして、同時にデジタルのおかげで、患者を中心とした多職種連携をSaMDが促進する可能性も秘めている。こうした観点からこれからの医療ＤＸを考えてほしい。

〈参考文献〉
内閣府　規制改革推進会議医療介護ワーキンググループ資料（２０２０年10月19日）

コラム

デジタル完結3点セットの近未来

2020年６月、規制改革推進会議が1年にわたり審議した答申に基づき策定された「規制改革実施計画」（以下、実施計画）が閣議決定された。今後各府省庁でその実施が求められる。筆者も規制改革推進会議の医療介護ワーキンググループの専門委員の一人だ。今回は実施計画に盛り込まれたオンラン診療、電子処方せん、オンライン服薬指導のいわゆる「デジタル完結３点セット」について見ていこう。

実施計画の中では、オンライン診療については、「初診からの実施は原則、かかりつけ医」とする。ただし、かかりつけ医以外の医師でも、あらかじめ診療録、診療情報提供書、地域医療ネットワーク、健康診断結果等の情報により患者の状態が把握できれば可としている。またオンライン服薬指導については、これまでのように患者はオンライン診療または訪問診療の患者には限定せず、薬剤師の判断で初回からオンライン服薬指導を行うことを可能とした。さらに介護施設などに居住する患者への実施に係る制約も撤廃するとした。そしてオンライン診療、オンライン服薬指導については、その診療報酬についても検討するとした。

さらに2023年に予定される電子処方せんシステムの導入を視野に「薬剤配送」についての検討も明記した。これまでは患者が薬局に処方せんを持参し、薬局で調剤と服薬指導が行われていた。しかし電子処方せんやオンライン服薬指導が可能になると、わざわざ患者が薬局に出向く必要がなくなる。薬局側も患者宅への薬剤配送を医薬品卸や宅配業者、さらにはドローンで配送することも可能となる。このように配送まで含めた「一気通貫するオンライン医療」の実現を目指すと実施計画には明記された。

さてこうした一気通貫のオンライン医療の先に見えてくる景色とはどのようなものだろう。一足先を行く米国の例から見ていこう。米国では薬局から医薬品を宅配するメールオーダーサービスが進んでいる。このサービスは最初、在郷軍人局が高齢化して薬局に薬を取りに来れなくなった退役軍人向けに始めたサービスだ。これが今や一般化して、処方薬の2割以上を占めるようになった。仕組みは医師がメールオーダー処方せんを発行すると、最初の1回は薬局で薬剤師による対面での調剤と服薬指導を行うが、それ以降は宅配で自宅に処方薬が届き、電話やオンラインで薬剤師が患者に服薬指導を行うという仕組みだ。メールオーダー薬局では、調剤業務はオートピッキングのラインが立ちならんだ「調剤オートメーション工場」で行われる。その生産性も１週間で200万枚の処方せんを処理するというように極めて高い。このためメールオーダーの方が対面による調剤よりも圧倒的に安価だ。

わが国でも規制緩和の先に、こうした近未来がやって来るのかもしれない。

〈参考文献〉武藤正樹 著『医療介護の岩盤規制をぶっとばせ！』篠原出版新社（2020年）

第5章

かかりつけ医制度を実現するための10のポイント

本章ではまず、日本の勤務医は長時間労働の割にはその生産性が各国の医師に比べて低いことを見ていこう。その原因の一つが、**日本の勤務医の外来負担の多さだ。外来負担の軽減とともに、また働き方改革には、医師から他職種への業務移管（タスクシフト）が必要だ。**

そしてかかりつけ医の制度化をめぐって、かかりつけ医のこれまでの定義や、かかりつけ総合医の提案、そして筆者が考えるかかりつけ医の制度化のための10のポイントについて紹介していこう。

❶ 医師の働き方改革とかかりつけ医

２０１９年11月、厚生労働省は社会保障審議会医療部会において、２０２０年度診療報酬改定の基本方針（骨子案）を提示した。その中で「医療従事者の負担軽減、医師等の働き方改革の推進」を「重点課題」として位置付けた。

２０２０年、２０２２年の診療報酬改定では、２年連続「医師等の働き方改革」が改定の基本方針となった。本項ではあらためて我が国の医師の働き方改革を諸外国の事情と照らし合わせながら振り返ってみよう。

（1）医師の時間外労働の上限規定

２０１９年労働基準法の改正により、医師についても、これまで青天井だった時間外労働時間に上限規定が2024年4月より課せられる。

時間外労働時間の上限時間は、標準的な労働時間A水準では960時間、地域医療確保のための暫定的な上限時間B水準では1860時間、短期的集中的に研修を行う若手医師のための上限時間C水準が1860時間である。さらに現状の問題は、勤務医20万人の1割、2万人が1860時間を超えて働いていることだ。1860時間と言えば過労死を2回するくらいの超過重労働だ。

1860時間超の医師の多くは、大学病院や救急病院など、およそ1300病院で働いている。こうした1860時間超の時間外労働が2024年4月からは禁止となり、標準的なA水準もしくはB水準、C水準に移行することが求められている。さらに、この時間外労働時間の上限設定と同時に長時間勤務制限28時間、勤務間インターバル9時間の導入も行われる。

このため2024年までに、この1860時間を超えて働く2万人の医師の解消ができるかどうかが、現時点での最大の課題となっている。

かつて2004年に新臨床研修制度がスタートしたとき、それまでストレートインターンとして各診療科に配属されていた医師が突如、研修医となり多科ローテーションを行うようになった。当時の医学部卒業生は6000人だったので、およそ研修2年間で1・2万人の医師が研修医となり、それまでの医師の労働市場から消えることになった。しかも研修医の多くが大学病院から市中病院へ流れ出たので、大学病院での医師不足が顕著となった。その労働力を穴埋めするために、大学から市中病院に派遣されている医師の引き上げが起こった。

今回の働き方改革による大学病院の労働時間制限や、その労働時間に市中病院でのアルバイトの時間も含まれることから、かつての新臨床研修制度のときと同じように、市中病院から大学病院への医師引上げが大規模に起きることも考えられる。そこで今回は改めてこの医師の働き方改革について、我が国の事情を諸外国と比較しながら見ていこう。各国ではどのように医師の働き方改革に対応しているのだろうか？

（2）欧米の医師の労働環境

まず各国の病院勤務医を取り巻く諸事情を見ていこう。まず各国の全医師に対する勤務医比率を見てみよう。日本では勤務医は全医師数の約8割（76％）を占めるが、欧米ではドイツで約6割、英国で8割、フランスで4割である。米国ではわずか約3割である。

次にこれら勤務医の各国の労働時間規制について見ていこう。日本では上述のように、2024年より医師の時間外労働時間を含む実労働時間の上限規制が行われようとしている。英独仏では勤務医の実労働時間の上限規制がすでにある。ただその運用は比較的柔軟だ。それぞれの国で、「調整期間（労働時間を平均することが認められている対象期間）」が設けられており、その労働時間の上限規制は弾力的な運用となっている。また、医師についての特例として、個別的オプトアウト（適応除外）が認められている国もある。ドイツではこのオプトアウト制度が活用されている。なお英国では、若手の研修医については上限時間規制の適応が猶予されて、段階的に実施を行った経緯がある。

米国では、インターン・レジデントについては、臨床研修プログラムにおいて労働時間制限が導入されている。しかし一般医師には実労働時間規制はない。割り増し賃金規制のみである。

また専門医については割増賃金規制についても、専門職エグゼンプトにより適応除外となっている。

もともと米国は前述したように、勤務医が医師人口の中では3割と少数派だ。病院にいるのはハウスドクターという勤務医とレジデントのみだ。多くの医師は、病院の外に自分のクリニックを持ち、自分の患者を契約先の病院に連れてきて、病院の設備や人員を借りて手術などの専門診療を行っているからだ。つまり、米国では外来とは医師自身のクリニックのことだ。しかし、自分の主治医を持てない患者は、公的病院の緊急外来に殺到する。この患者を診ているのは病院のレジデントだ。

筆者も１９８７年~89年に旧厚生省の留学で、ニューヨークの病院の臨床を経験した。そのときブルックリンの州立病院の救急外来では、レジデントが12時間シフト制で救急外来を担当していた。

このシフト制によるレジデントの労働時間制限ができたのは、ある事件がきっかけだった。それは１９８４年のリビー・ジオン事件だ。18歳の女子高校生のリビー・ジオンが、ニューヨークの病院の救急外来に搬送され死亡した事件だ。この女子高校生を診察したのは、20時間連続勤務していたレジデントだった。レジデントは過労や睡眠不足から、その患者に禁忌の医薬品（メペジリジン）投与を行い、患者を悪性高熱症で死亡させてしまう。

この事件を契機として、１９８６年、ニューヨーク州高位裁判所大陪審が、インターンやレジデントの長時間労働が医療の質を低下させていると指摘した。そして１９８９年、ニューヨーク州ではレジデントの労働時間を週平均80時間以内とし、連続24時間以上の労働を禁止する

【図表5-1-1】欧州と日本の勤務医の平均週労働時間の比較

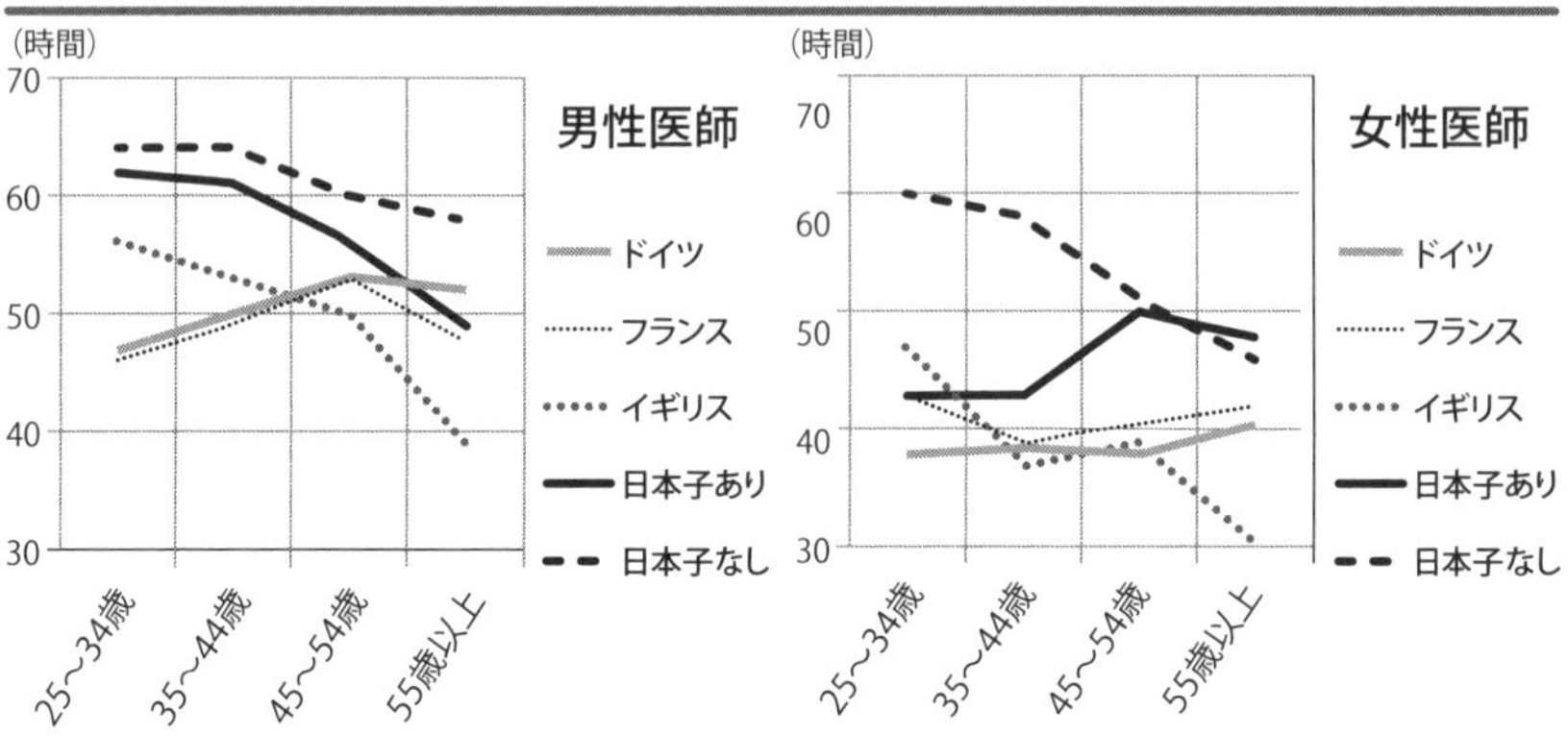

＊日本の労働時間：診療時間＋診療時間＋当直時間（オンコールを除外）で計算
（参考）Steven Simoens, Jeremy Hurst ((2000 Eurostat Labour Force Surveyを解析)
※第2回医師の働き方改革に関する検討会，資料3より

ニューヨーク州衛生法典を成立させた。これが米国における働き方改革の第一歩だった。

（3）日本の勤務医の長時間労働と生産性の低さ

さて、日本の医師は各国の医師と比べても長時間労働を行っている。しかし、その生産性は各国よりも低いことが知られている。

図表５－１－１に見るように週平均勤務時間を各国で比べると、日本の勤務医はドイツ、フランス、イギリスを上回って第一位である。とくに日本の勤務医の中でも男女とも育児中の子供のいない医師が各年齢階級で、各国の医師の週平均勤務時間を大幅に上回っている。

一方、日本の医師のうち20歳代～40歳代の育児中の女医は各国並みである。

このように長時間労働を行っている日本の医師ではあるが、その生産性は低い。医師の生産性は医師一人当たりの年間退院患者数で測ることができる。

【図表5-1-2】医師の労働生産性の国際比較

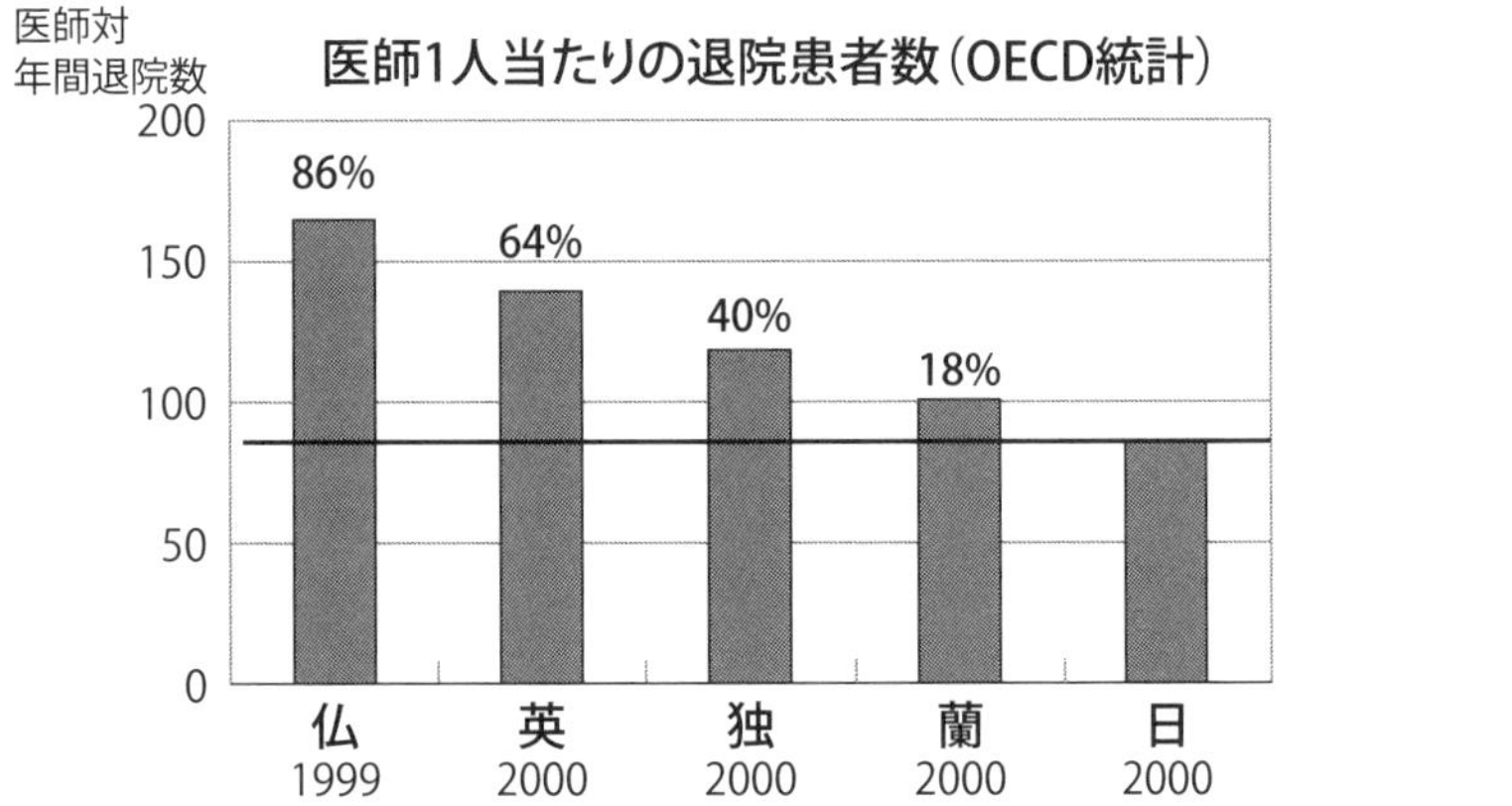

●出典：長谷川敏彦「医師の需給推計について」平成18年度厚生労働科学研究費補助金より

図表5－1－2では縦軸に年間退院患者数、横軸に各国をとり日本の水準を100％とすると、フランスの医師は日本の医師の86％増、英国は64％増、ドイツは40％増、オランダは18％増の入院患者を診ていることになる。

なぜ日本の医師は長時間労働の割にはその生産性が低いのだろうか？　その理由は次の3つが考えられる。

①日本の医師の外来の負担が大きいこと

②日本では他職種（看護師その他）の病床当たりの職員数が少ないこと

③日本では医師の労働が未分化で他職種でも実行可能な仕事を医師自らが実施していること

これらの要因について以下に詳細を見ていこう。

(4)日本の勤務医の外来負担の多さ

まず日本の医師の外来負担の多さである。図表

【図表5-1-3】医師の生産性と外来負担

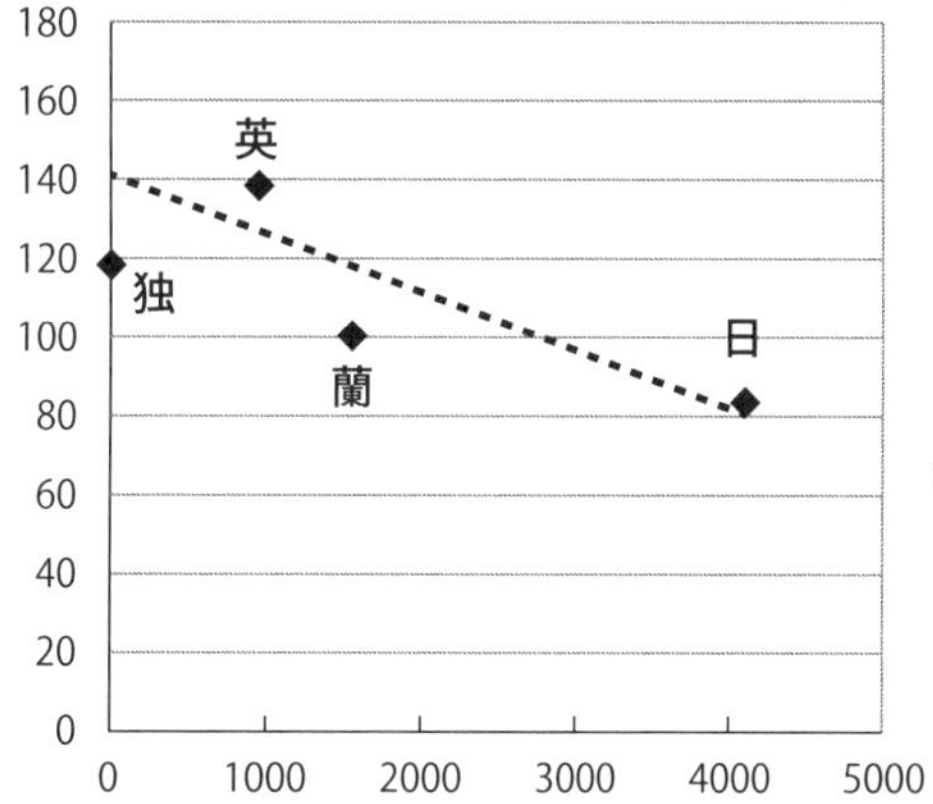

●出典：長谷川敏彦ら「医師の需給推計について」平成18年度厚生労働科学研究費補助金より、2008年より

5-1-3は医師の生産性と外来患者数の比較である。外来負担が大きくなるほど入院における勤務医の生産性が落ちる。

もともと欧米では家庭医制度が定着しているので、一般患者の外来は診療所の医師が受け持ち、病院の勤務医の外来負担は日本と比べて極めて少ない。外来で診るのは専門外来か紹介患者外来に限定されているので、病院の外来患者数そのものが少ない。

それに対して日本では、診療所の外来と病院の外来の機能分化が未分化なので、本来、診療所外来で見るべき一般患者が大学病院や大病院の外来に押し寄せてくる。また病院の収入も外来診療に頼っている面があるので、病院は経営上の観点からも外来を縮小しようとはしない。このため日本の勤務医の外来負担が減らない。

このように日本の病院の外来負担の多さは、患者のフリーアクセス制度によるところが大きい。諸外国では患者の病院へのアクセスは、診療所医

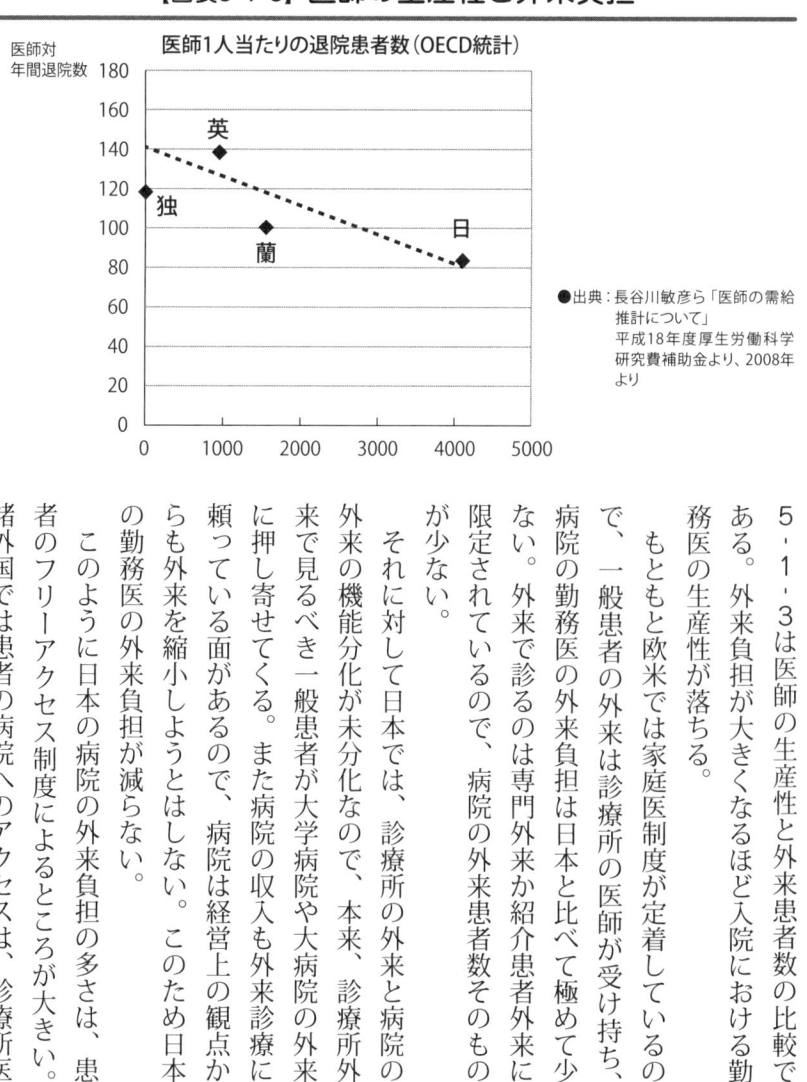

師の紹介を必要とする。

英国では、一般医（GP）の診療所に患者は登録し、専門医のいる病院には一般医の紹介により受診する。ドイツ、フランスもやはり一般医（家庭医）を受診してから病院を受診するのがルールで、病院外来へのアクセス制限がある。

米国の場合は、診療所の医師が専門医でもあり、病院にも登録し、自らの患者を病院に紹介すると同時に、診療も病院の勤務医やレジデントと一緒に行う、いわゆるオープンシステムを取っている。この場合も英独仏と同様、診療所の医師が患者のゲートキーパーとなっている。

このように欧米では家庭医制度が定着しているので、日本のように患者のフリーアクセスにより、軽症の患者でも大学病院を受診することがない。ただし、かかりつけ医（マイドクター）を持たない患者は、米国のように公立病院の救急外来に殺到する。

（4）病床当たりの職員不足

次に日本の勤務医の長時間労働と生産性の低さは、病床当たりの職員が手薄なことによる。手薄な理由は、日本の病院は人口当たりの病床数が、諸外国と比べて過剰であるためだ。日本は人口当たりの医療従事者数は諸外国と比べてもそれほど変わらないが、病床数が多いために1床当たりの職員配置数が少ない。

病床当たりの看護師やその他の職員の投入量を比べると、日本はオーストラリア、英国、オランダより少ない。このため医師が行わなくても良いことを医師自らが行うことで、入院患者を診るという本来の医師の仕事の生産性が低くなる。また、ドイツ、フランスは職員の投入量が少ないのに、入院患者を診ることについての生産性が高いのは、そもそも勤務医の外来負担が極めて少ないからだ。

このことはコロナ禍でも明らかになった。**人口当たりの病床数は日本は世界一なのに、コロナ患者を受け入れることができなかった。それは1床当たりの職員数が少ない低密度医療のために、人手のかかるコロナ患者を日本では受け入れることができなかったからだ。**

では、病院の1床当たりの職員数を増やすにはどうしたらよいのか？

それには**地域における病院の再編成が必要**だ。日本では地域の中に同じような機能を持つ病院が乱立している。このため医療人材の分散や、医療機器や設備の重複投資と、患者の奪い合いが起きていて極めて非効率だ。たとえば、救急機能を持つ病院が地域に散在していて、それぞれの病院で手薄な職員で救急患者を診ている状態を考えてみよう。こうした状態が続けば、働き方改革も進まないし、救急医療の生産性の向上や質の向上も進まない。

救急機能を1つの病院に集中させて、そこに人員や機器などの資源の集中化を行うことが必要だ。同じことは他の診療機能についても言える。地域医療構想に基づいて資源集中を行なって、1床当たりの職員数の密度を上げることが、働き方改革と同時に病院の生産性、安全性、医療の質の向上を高める上で欠かせない。そして、同時に日本の病院における外来負担を減らすことだ。このために必要なのが、今回の紹介受診重点病院のように外来患者は紹介患者に限り、それ以外の患者はかかりつけ医に診てもらうという外来医療改革の構想だ。

（5）医師の仕事の他職種への業務移管（タスクシフト）

日本では医師の労働が未分化で、他職種でも実行可能な仕事を、医師自ら実施していることが、医師の長時間労働と生産性の低下を招いている。しかし、日本でもようやく医師と他職種の間での業務移管である、タスクシフトが始まろうとしている。

たとえば、２０１４年の保助看法の一部改正で、２０１５年から始まった看護特定行為のように、医師の業務を看護職等にシフトさせるタスクシフトが始まった。こうしたタスクシフトは諸外国ではすでに一般的となっている。

米国の場合、ナースプラクティショナーやフィジシャンス・アシスタントが活躍している。

米国のナースプラクティショナーは、１９６５年のコロラド大学で、僻地での医療提供を目的に養成が始まった。現在ナースプラクティショナーは、看護師人口の約４％、15万人が全米で活躍している。その領域も、小児、ウィメンズヘルス（女性の健康）、高齢者、精神、救急、家族、新生児など11領域に拡大している。ナースプラクティショナーは、急性期や慢性期の健康管理や、感染、外傷患者、糖尿病や高血圧患者に対して、医師とあらかじめ協議したプロトコールに基づいて実施されている。ナースプラクティショナーは、診断に必要な臨床検査やレントゲン検査の指示を出し、その結果を分析し、限定的ではあるが必要な薬剤の処方や処置を行うことができる。

ナースプラクティショナーは、米国、カナダで制度化されている。カナダでは医師からの診断・検査の依頼と解釈されて、定型的な薬剤処方、法律に決められた診療範囲内での特定手技の実施、軽症急性疾患・外傷の治療処置、安定した慢性疾患管理などを行っている。

英国でも限定的な薬剤処方を任されたナースプレスクライバーがいる。

ドイツでは、皮下注射、輸液・薬液準備を行う、州法で定められた看護師がいる。

フランスでは、医師の指示のもとで、中心静脈路確保、動脈採血、気管カニューレ交換、鎮痛剤投与、術直後の経過観察とケアなどの業務を行う看護師がいる。

フィジシャン・アシスタントは、医師の監督下で手術の助手や術後の管理などを行っている。米国では、フィジシャン・アシスタントはベトナム戦争に従軍していた衛生兵の戦後の職業的受け皿として作られた職種である。先述したように筆者もニューヨークに病院留学をしていた。このとき家庭医療科の外来で、フィジシャン・アシスタントと一緒に働いたことがある。医師の助手として、こまめに手際よく外来処置の準備から助手から後片付けまで手伝ってくれていた。

実は日本にもフィジシャン・アシスタントが、太平洋戦争の終わった沖縄にはかつては存在していた。当時の沖縄は米軍の統治下にあった。その沖縄で「医介輔（いかいほ）」と呼ばれたのがフィジシャン・アシスタントである。当時の沖縄の医療の現場では、医介輔が活躍していたのだ。フィジシャン・アシスタントは米国のほか、英国、カナダ、台湾などで制度化されている。

次に医師の業務の薬剤師へのタスクシフトを見ていこう。2010年の医政局通知により、「医師・薬剤師等により事前に作成・合意されたプロトコールに基づき、専門的知見の活用を通じて、医師等と共同して実施すること」により、プロトコールに基づいて勤務医と病院薬剤師による共同薬物治療管理が進められてきた。

米国では、これを一歩進めて、医師と開業薬剤師の間で行うことを法律で認めたのが、共同薬物治療管理（Collaborative Drug Treatment Management：CDTM）である。1970年代、カリフォルニア州及びワシントン州で関連法案がまず州法で認められ、ＣＤＴＭ制度がスタートした。具体的には、医師及び薬剤師の間で交わされた、共同作業の契約（ＣＰＡ）に基づいて、医師の薬剤師で合意したプロトコールに基づき、医師は薬剤師に限定的な処方権や検査オーダー権を移譲することができる。また薬剤師がワクチン接種を行うところもある。

このプロトコールにより薬剤師は高血圧、高脂血症、喘息、抗血液凝固、糖尿病、予防接種などの業務を実施することができる。２０１８年現在、ＣＤＴＭを州法で認めている州は全米50州中、48州に及ぶ。

以上、我が国の働き方改革を諸外国の事情と比較して振り返ってみた。先進各国とも制度的事情は異なるが、働き方改革に取り組んでいる。こうした諸外国の制度を振り返ることは、我が国にも参考になることが多い。たとえば諸外国で定着しているかかりつけ医（家庭医）制度を我が国でも導入すること、地域医療構想を通じた地域医療の再編により、病床当たりの職員数を諸外国なみに増やすこと、そしてナースプラクティショナーやフィジシャン・アシスタントの導入、さらに薬剤師に関する法律改正を行ってＣＤＴＭを導入することなどである。働き方改革は始まったばかり、今一度、諸外国の制度を振り返ることで我が国の働き方改革を見直してみることが必要だろう。

〈参考文献〉

長谷川敏彦ら「医師の需給推計について」平成18年度厚生労働科学研究費補助金より、２００８年

❷ かかりつけ医とフォーミュラリー

かかりつけ医の治療技術の多くを占めるのが、薬物療法である。薬物療法においても診療ガイドラインなどの科学的根拠に基づいて行われるべきだ。こうした議論の中で、フォーミュラリー（推奨医薬品リスト）が注目を集めている。かかりつけ医とフォーミュラリーの議論を見ていこう。

フォーミュラリーとは、医薬品の有効性・安全性を経済性も踏まえた上で、総合的に評価して作成された医薬品の使用指針のことだ。医療機関単位、あるいは地域単位で作成されるのが一般的で、医療機関単位で作成されたものを「院内フォーミュラリー」、地域単位で作成されたものを「地域フォーミュラリー」と呼んでいる。具体的には、医薬品の成分ごとに同種同効品の中から様々なエビデンスに基づいて、第一推奨品、第二推奨品というように使用推奨順位をつけた医薬品リストのことだ。

（1）フォーミュラリーの経緯

さて我が国でのフォーミュラリーの、これまでの議論の経緯を振り返ってみよう。口火を切ったのは、２０１５年4月の財務省の財政制度等審議会財政制度分科会である。同分科会では、高額な降圧剤ＡＲＢが国内の医薬品売上の上位を占めることを例に、「生活習慣病治療薬等について処方ルールを設定すべき」との案が示された。そして、2016年6月安倍内閣の「経済財政運営と改革の基本方針」（骨太の方針）では、「生活習慣病治療薬等の処方のあり方等について今年度より検討を開始し、2017年度中に結論を得る」とした。しかし、翌年の2018年診療報酬改定ではフォーミュラリーの診療報酬への評価は見送られた。

次の2020年改定では、フォーミュラリーは、「院内使用ガイド付きの医薬品集として、特定機能病院を対象に、試行的に評価する」ことが厚労省より提案された。

これに対して中医協では、診療側、支払い側ともにフォーミュラリーの有用性を認めたものの、診療報酬への導入については以下のように意見が分かれた。支払い側は、「診療報酬で評価すべき」としたが、診療側は、「作成プロセスが標準化されていない、運用ルールも明確になっていない。フォーミュラリーにどこまで処方の拘束力を持たせるのかなど」の疑問を呈し、「（診療報酬での評価は）根本的に反対」とした。このため2020年改定でのフォーミュラリー導入は、再び見送られることになった。同様に2022年改定でも議論はなされた。しかし、結局フォーミュラリーの診療報酬の導入は見送られた。

（2）地域フォーミュラリー

一方、地域フォーミュラリーについては、2020年に行われた厚生労働科学特別研究班の「地域フォーミュラリーの実施ガイドライン（試案）」（研究代表者＝今井博久・東京大大学院教授）で、その議論が進んだ。同試案では、地域フォーミュラリーを以下のように定義づけている。「一定の地域における医師（会）及び薬剤師（会）、その他医療関係者が共同作業を通じて共通の理解と了解を前提に作成され、地域の患者に対してＥＢＭに則りながら有効性、安全性、経済性などの観点から総合的に最適であると判断され使用が推奨される医薬品集及び使用指針」。

また試案では、地域フォーミュラリーを作成する目的、作成、実施、評価に分け、山形県酒田市の地域医療連携推進法人「日本海ヘルスケアネット」の、地域フォーミュラリーを実践例として記載がなされている。地域フォーミュラリーの目的としては、地域において医薬品の有効性、安全性、経済性の観点からＥＢＭに基づいた医薬品処方による、患者アウトカムの向上としている。また、その作成は、医師会医師、薬剤師会薬剤師（病院薬剤師）、地域保険者（職域保険者）、行政などの参画が望ましいとした。またそのメンバーは製薬企業との利益相反（ＣＯＩ）の開示が必要とした。こうした作成組織としては、地域連携推進法人内に設置することや、現在、県単位、市区単位で設置している、後発医薬品使用推進協議会に置くことも一案としている。

具体的な作成手順としては、医薬品の専門家である薬剤師が同種同効薬について、効能や薬物動態、有害事象、薬価などの情報を取集して一覧表を作成。それをベースに処方の実経験や使いやすさなどの、処方医の意見取り入れて推奨薬を選定すべきとしている。しかし、こうしたフォーミュラリーを、ゼロベースから作り上げることが困難との意見もあることから、研究班では生活習慣病薬や抗アレルギー薬、抗炎症鎮痛系薬など19種類の薬効群で作成した、モデルフォーミュラリーを公開して使用可能にするとしている。さらに、地域フォーミュラリーが地域に与える影響評価については、事前に臨床指標や臨床アウトカム指標を設定し、事後的に保険者の協力を得て定量評価するとしている。

（3）英国の地域フォーミュラリー

さて、ここからはフォーミュラリーの海外事情、とくに英国の地域フォーミュラリーについて見ていこう。英国のフォーミュラリーは大きく分けて国家フォーミュラリーと地域フォーミュラリーに分けられる。国家フォーミュラリー（British National Formuraly）とは、英国の国民医療サービス（NHS）により承認を受けた医薬品集のことで、日本の薬価基準収載品目リストに相当する。一方、地域フォーミュラリー（Local Formuraly）とは、NHSの地域保険団体である病院トラストや開業医トラストが、国家フォーミュラリーの内からその地域で適切と思われるとして選択した医薬品リストのことである。この地域フォーミュラリーには、診療所フォーミュラリー、病院フォーミュラリー、診療所の医師と病院医師が一緒に作る「ジョイント・フォーミュラリー」の3種類がある。

英国の各地域には152の開業医トラストがある。それぞれの開業医トラストは、国から受けた国民皆保険の保険料を、地域住民の健康を促進するために有効活用するという役割を担っている。このため開業医トラストでは、地域の開業医と基幹病院の専門医、地域の薬剤師からなる薬剤審査委員会で、ジョイント・フォーミュラリーを作成している。

英国の病院フォーミュラリーが、日本の院内フォーミュラリー、ジョイント・フォーミュラリーが日本の地域フォーミュラリーに相当するだろう。ジョイント・フォーミュラリーでは、開業医が使用する医薬品、専門医が使用する医薬品というように医薬品ごとの使用制限も同時に設けている。英国のヨークシャーの地域フォーミュラリーの例を図表5-2-1に示す。

【図表5-2-1】英国ヨークシャー州の地域フォーミュラリー（ジョイン・トフォミュラリー）の一部

	第１選択	第２選択	要専門医アドバイス
ARB	ロサルタン	カンデサルタン バルサルタン イルベサルタン（糖尿病、CKD用）	
PPI	ランソプラゾール	オメプラゾール	エソメプラゾール顆粒（小児のみ）
スタチン	アトルバスタチン	プラバスタチン シンバスタチン	ロスバスタチン エゼチミブ
痛風	アロプリノール	フェボキスタット	プロベネシッド ベンズマロン
NSAID	イブプロフェン ナプロキセン	メロクシカム	ジクロフェナック（術後短期）
抗インフルエンザ薬	オセタミビル	ザナミビル（吸入）	ザナミビル（静注）

●出典：Joint Formulary for Hull and East Riding of Yorkshire より抜粋

またフォーミュラリーの実施状況についてもモニターされている。英国では、地域の医師の処方はすべて電子カルテを通しデータ化されており、診療所や地域別での処方が「データにより可視化」されている。

（4）診療所の医薬品使用監査

また診療所は数カ月に一度、この電子カルテデータを基にした地方厚生局による処方監査が義務付けられており、その都度「課題」や「改善点」がフィードバックされるようになっている。モニター内容は、「費用対効果の高いＰＰＩの処方率は？」、「広域スペクトルの抗菌薬（ニューキノロンなど）が過剰でないのか？」、「ベンゾジアピン処方量、ＡＣＥ阻害薬／ＡＲＢの処方率は？」などである。

このように「処方の質」がデータ化され、他の地域のデータと客観的に比較される。またそれぞれの指標を達成し「処方の質」が守られていると評価されると、診療所には登録患者数に応じて報酬が支払われる制度、いわゆる医療の質に基づく支払（Pay for Performance）も受けている。

（5）電子カルテと地域フォーミュラリー

また、フォーミュラリーを診療所医師に順守させるため、電子カルテ上でスクリプト・スイッチ（script switch）というソフトウェアの仕組みもある。医師が地域フォーミュラリーに含まれていない薬を処方しようとすると、フォーミュラリー内での代替薬が提示され、その切り替えエビデンスだけではなく、処方変更によって削減できる薬剤費といったデータも表示される。もちろん正当な理由があれば、医師の判断でフォーミュラリー外の薬を処方することは可能だ。

しかし、診療所ごとのフォーミュラリー外の処方もデータ化され、ウェブ上で公開されている。このスクリプト・スイッチにより、２０１７年には、ＮＨＳ全体で約１１００万の処方の変更が行われ、約４４００万ポンド（約67億円）の薬剤費削減につながったという。なおこの削減額は思ったより少ないという意見もある。一方、地域フォーミュラリー導入によって、ジェネリック医薬品などの安価な薬剤への誘導がなされた後の結果のため、見かけ上少なかったという意見もある。

（6）我が国の地域フォーミュラリーへの教訓

この英国のフォーミュラリーの経験に我が国が学ぶことは以下である。わが国で地域フォーミュラリーを導入すること自体に、医薬品費の節減効果があるだろう。ただ導入にはすべての医薬品情報を一元化し開示する仕組みが必要となる。

地域ごとの医薬品情報の一元化には、現在進行中のオンライン資格確認制度による医薬品情報閲覧システムを、地域単位で分割利用できる仕組みの構築が必要だ。こうした地域医薬品情報を基に、地域フォーミュラリー作成委員会とフォーミュラリー運営実施主体、評価の主体を置く。

こうした運営実施主体は、民間のＩＴ系事業者が、保険者としての県や市町から委託を受けて行うことになるだろう。さらに日本版のスクリプト・スイッチの仕組みの導入などは、診療所の電子カルテ化と、ソフト導入も必要となるだろう。

このように地域フォーミュラリーは、その規模感から言ってもかなり大がかりな組織や事業体を必要とする。次期診療報酬改定では、まずはこうした地域フォーミュラリーの地域体制を評価することから始めてはどうだろう。

❸ かかりつけ医の定義と政策視点

ここからはかかりつけ医のこれまでの定義と、これから制度化を進めるに当たっての政策的視点について振り返ってみよう。

（1）我が国のこれまでのかかりつけ医の定義

これまで我が国でなされたかかりつけ医の定義を、以下に振り返ってみよう。

◎１９８７年の旧厚生省の「家庭医懇談会」報告書（図表5－3－1）
◎２０１３年8月の日本医師会と四病院団体協議会協（日本病院会・全日本病院協会・日本医療法人協会・日本精神科病院協会の四団体）合同のかかりつけ医に関する提言（図表5－3－2）
◎２０２２年4月の日本医師会のかかりつけ医の務め（図表5－3－3）

家庭懇談会の家庭医の機能は10項目、初期対応や日常疾患への対応、家庭背景の把握、紹介機能、健康相談、健康指導、チーム医療の調整、研修、十分な説明、必要なときにいつでも連絡がとれる体制などを骨子としている。

【図表5-3-1】「家庭医に関する懇談会」が取りまとめた家庭医の機能（1987年）

①初期段階に的確に対応できる
- 疾病の初期段階に的確に対応できる
- 日常的にみられる疾患や外傷の治療を行う能力を身に付けている。
- 必要に応じて適切な医療機関に紹介する。

②健康相談、健康指導を十分に行う。
③医療の継続性を重視する。
④総合的・包括的医療を重視するとともに、医療福祉関係者チームの総合調整に当たる
⑤これらの機能を果たす上での適切な技術水準を維持している。
⑥患者を含めた地域住民との信頼関係を重視する。
⑦家庭などの生活背景を把握し、患者に全人的に対応する。

【図表5-3-2】日本医師会と四病協合同提言の「かかりつけ医機能」（2013年8月）

①かかりつけ医は、日常行う診療においては、患者の生活背景を把握し、適切な診療及び保健指導を行い、自己の専門性を超えて診療や指導を行えない場合には、地域の医師、医療機関等と協力して解決策を提供する。
②かかりつけ医は、自己の診療時間外も患者にとって最善の医療が継続されるよう、地域の医師、医療機関等と必要な情報を共有し、お互いに協力して休日や夜間も患者に対応できる体制を構築する。
③かかりつけ医は、日常行う診療のほかに、地域住民との信頼関係を構築し、健康相談、健診・がん検診、母子保健、学校保健、産業保健、地域保健等の地域における医療を取り巻く社会的活動、 行政活動に積極的に参加するとともに保健・介護・福祉関係者との連携を行う。また、地域の高齢者 が少しでも長く地域で生活できるよう在宅医療を推進する。
④患者や家族に対して、医療に関する適切かつわかりやすい情報の提供を行う。

【図表5-3-3】日本医師会の「かかりつけ医」の努め（2022年4月）

わたしたち医師は、患者さんに信頼される「かかりつけ医」になるべく、これまで以上にかかりつけ医機能を発揮し、誠意をもって、患者さんを包括的かつ継続的に支えていきます。

①患者さんに、いつでも、なんでも相談していただけるよう、しっかりとコミュニケーションをとって診察します。診察の結果をわかりやすい言葉で伝え、患者さんのライフスタイルを理解したうえで患者さんと治療目標を共有します。必要なときには、適切なタイミングで適切な専門の医師や医療機関につなぎます。そのために日頃から、地域の医師たちとの対話を深め、患者さんをチームとして支えます。

②いつでも安心していただけるよう、かかりつけ医を中心に地域 の医師がチーム一丸となって患者さんを支えます。外来へのアクセスが困難な患者さんのために、在宅医療やオンライン診療など、患者さんのそばに寄り添える方法を選択します。

③日々、新しい医療技術の研鑽を積み、患者さんおよびご家族とともに最善の治療を選択します。

④患者さんの意思を尊重し、ご家族とともに、患者さんの尊厳ある生き方を支えます。

⑤予防接種や健康診断を担い、生活のこと、仕事のことも含め幅広く患者さんおよびご家族からの健康相談を受け、必要なときに適切な医療につなげます。

⑥患者さんの主治医意見書の作成をはじめ、患者さんの希望を受け止めて、地域の介護サービスや福祉サービスにつなぐなど、地域包括ケアシステムの中で求められる役割を果たします。

⑦患者さんがもっとも安心・安全かつ効率的に最善の医療に到達できるよう医療のデジタル化を進めます。患者さん個人を守る　ことを絶対の条件として、また、地域の方々がより効果的に予防・健康づくりを進められるよう、医療情報を活用します。

日本医師会と四病協のかかりつけ医の提言は4項目からなり、日常疾患を生活背景を含め把握、保健指導、専門医との連携、夜間休日の対応、健診、保健活動など社会活動、医療福祉介護連携、在宅医療、患者家族へのわかりやすい情報提供など、現状を踏まえた提言となっている。日本医師会のかかりつけ医の務めは7項目からなり、かかりつけ医の決意を示している。とくにデジタル化推進が目を引く。

（2）かかりつけ総合医

２０２１年10月11日、財政制度等審議会・財政制度分科会の有識者ヒアリングで、日本プライマリ・ケア連合学会の草場鉄舟理事長が以下の「かかりつけ総合医」制度を提案した。「かかりつけ総合医」とは、パンデミック時にも機能するプライマリ・ケアシステムとして、国民が自分の健康管理に対応する選択をして登録し、専門医受診はかかりつけ総合医の紹介を原則とする。また、かかりつけ総合医の行う「総合的な健康管理」の対価として、登録住民数に比例する包括払いという踏み込んだ提案もしている（図表5-3-4）。

また「かかりつけ総合医」の担い手については、同学会が養成や認定を担ってきた、「家庭医」と「総合診療医」を挙げる。その一方、こうした「専門家が増えるまでの間は、現にプライマリ・ケアを担う開業医・病院勤務医を対象に、公的な研修と認証制度で『かかりつけ総合医』を位置付けることが現実的」と訴えた。この提言では、かかりつけ医の登録制やコロナや災害など、有事に際しての活動にまで踏み込んだ点に特徴がある。

【図表5-3-4】日本プライマリ・ケア連合会のかかりつけ総合医の定義

①国民は平時より、自身の健康管理に対応する、かかりつけ総合医を選択する。そこでは、ほとんどの健康問題を相談でき、予防医療や健康増進の支援も受けられる。
②医療機関は選択した患者を登録し、日々の診療だけでなく有事（パンデミックや災害）の際には保健所や行政などと連携して健康管理を支援する。
③訪問診療やオンライン診療を必要時に提供する。
プライマリ・ケア看護師など他の専門職と連携する。
④総合的な健康管理に対する対価は出来高払いに馴染まず、登録住民数に比例する包括払いなどを組み込む。

(3) かかりつけ医の制度化視点

こうしたかかりつけ医のこれまでの考え方に加えて、これまで見てきた欧米の家庭医や、わが国の診療報酬の動向に合わせて、以下にその制度化に関する政策的な視点と課題を考えていこう。視点としては、診療報酬制度、登録制、疾病管理、成果払い方式、標準化された電子カルテ、オンライン診療、働き方改革など。

①診療報酬制度～消えた高齢者担当医（主治医制）～

ここからは、わが国のかかりつけ医の診療報酬制度の経緯を振り返ってみよう。実は、かつて2008年の後期高齢者医療制度スタートの中での診療報酬改定で、厚労省はかかりつけ医の診療報酬上の制度化を試みたことがあった。それが「高齢者担当医（主治医）」である。後期高齢者の高血圧や糖尿病などの慢性疾患などに対して、継続的な管理（プライマリケア）を行うことに対して設けられた報酬制度である。

高齢者担当医の診療報酬の仕組みとしては、検査などを包括とした報酬体系とした。また研修を受けた診療所などの医師が患者の心身の全体を見て、治療計画の作成を通じて、外来から入院先の紹介、在宅医療までを継続して関わる。また高齢者担当医は、専門的な治療が必要な場合については他の専門医への紹介も行う。このような、「高齢者担当医（主治医）」を患者が選ぶ仕組みだ。また、同時に２００８年診療報酬改定では、この高齢者担当医とともに回復が見込めないと判断した患者について、本人・家族が延命措置を取らないことを文書で確認する「終末期相談支援料」も設定した。

しかし、この後期高齢者医療制度については、「後期高齢者」という呼称が年齢差別的であるなどの批判が高まった。また２００９年に起きた自民党から民主党への政権交代もあって、２００８年診療報酬で新設された「高齢者担当医（主治医）」や、「終末期相談支援料」は、２０１０年診療報酬改定で廃止される。

こうして高齢者担当医という用語は消えたが、２０１４年の報酬改定で、その概念は対象年齢を問わず適応される現在の「地域包括診療料」「地域包括診療加算」へと衣替えして復活した。また２０１０年に廃止された「終末期相談支援料」も、２０１８年診療報酬で「アドバンス・ケアプランニング（ＡＣＰ）」としてこれも復活する。

②地域包括診療料

現在のかかりつけ医の代表的な診療報酬評価項目は、「地域包括診療料」、「地域包括診療加算」である。この報酬は上述のように、後期高齢者医療制度で始まった高齢者担当医にその起源を持つ。

地域包括診療料は、診療所と200床未満の病院が対象で包括払いであり、地域包括診療加算は診療所が対象で、出来高払いである。対象疾患は、高血圧症、糖尿病、脂質異常症、認知症の4疾患から始まり、2022年改定でこれに慢性心不全や慢性腎臓病が加わる。そして、在宅医療及び24時間の対応を要件とする。

かかりつけ医機能を評価する報酬体系としては、地域包括診療料・加算の他に、小児を対象とした、小児外来診療料・小児かかりつけ診療料、かかりつけ医と専門医の連携を強化するための機能強化加算、在宅療養診療所・病院の在宅時医学総合管理料（在総管）、特定施設入居時等医学総合管理料（特医総管）、在宅患者訪問診療料などがある。

こうした、かかりつけ医に関する診療報酬項目は、いずれも包括報酬と出来高報酬のミックスとなっている。また、これらの診療報酬は、患者同意を得た上で実施される。つまり、かかりつけ医を選ぶかどうかは患者の任意に任されている。しかし、これらの地域包括診療料や加算の算定回数は、いまのところ頭打ちの感がある。

この点では我が国のかかりつけ医の報酬体系は、第3章の海外の総合医で見たドイツの保険診療上の「家庭医中心医療」に近いかもしれない。研修を受けた一般医、小児科医、内科医が、患者の同意のもとに診療報酬上の家庭医（かかりつけ医）となり、報酬を受けるという形である。こうした診療報酬上の家庭医は、ドイツでは2014年時点で医師の12％、患者は国民全体の5％程度にとどまっている。

③かかりつけ医と登録制

一方、かかりつけ総合医の提言にもある、登録制を義務付けている国は多い。ここからは、かかりつけ医の登録制が必要な理由について見ていこう。かかりつけ医の登録制の意義の第一は、かかりつけ医を専門医や専門医療機関への紹介のゲートキーパーとして位置付けることにある。プライマリーケアを行う診療所などの1次医療、そしてより専門的な医療を行う2次医療、高度医療を行う3次医療と医療の機能分化が進んでいる。その患者ルートの交通整理役としてのかかりつけ医が必要だ。ゲートキーパーとしての役割がかかりつけ医の登録制の第一の意義だ。

次に登録医の必要性の意義は、かかりつけ医の役割は、疾病の治療にとどまらないことにある。かかりつけ医の業務に、予防医療の領域も含むことが登録制の必要性の2番目の理由だ。予防には1次予防、2次予防、3次予防がある。

1次予防とは、健康教育、生活習慣の改善、予防接種などの病にかからないように行う処置や指導のことである。

2次予防とは、疾患の早期発見、早期治療を促して重症化しないように行われる健康診断や、メタボリックシンドロームに対する特定健診・特定保健指導や、がんなどの特定の疾患に対する検診のことである。

次に3次予防とは、治療過程において疾病管理やリハビリテーションを行うことにより、社会復帰を促したり、再発を防止したりする取り組みのことである。

実はこの2次予防と3次予防の間に2・5次予防ともいうべき、疾患の重症化予防や慢性疾病の管理が入る。たとえば、高血圧、糖尿病、高脂血症の治療などは、重症化によって脳血管障害、心血管障害、腎障害などを重篤な疾病を発症する。この発症を未然に防ぐための予防治療が2・5次予防である。これらの予防のうち診療報酬で評価されているのは、重症化予防の2・5次予防と重篤な疾患を発症してからの治療と、そのリハビリなどの3次予防だけだ。健康教育や生活習慣の改善、予防接種などの1次予防は、診療報酬の評価の対象とはなっていない。また2次予防の健康診断や検診も診療報酬の対象とならない。

このため1次予防の健康教育、生活習慣病の改善指導、予防接種、2次予防の健康診断や検診、たとえば、がん検診などは保険診療外として扱われている。諸外国の例を見ても、これらの健康相談や健康教育、健康診断や検診などの1次予防や2次予防をかかりつけ医が行うときには、登録患者人数に応じた人頭払いで行うケースが多い。そして、かかりつけ医の報酬体系は、こうした登録制による人頭支払制と、一般の医療行為に対する出来高払いや疾病別の包括支払いとの組み合わせで行うという方式が多い。

実際に、第2章の慈恵医大の研究報告でも見たように、かかりつけ医の行う予防医療の実施割合は高い。かかりつけ医ありとかかりつけ医なしの患者群を比較すると、かかりつけ医ありの予防医療の実施割合は平均43・9%、かかりつけ医なし群では33・9%であり、かかりつけ医のほうが予防医療の実施率が高かった。また、かかりつけ医の中でも、プライマリ・ケア機能が高い群ほど、予防医療の実施割合が増加していた。このように1次予防、2次予防の実施において、より多くのかかりつけ医が住民の健康管理に携わることが必要だ。これにはかかりつけ医の登録制が必要であると言える。

また、こうした登録制の必要性の3つ目の理由は、感染症パンデミックの有事の際におけるかかりつけ医の役割と関係する。第2章のコロナとかかりつけ医の章でも見たように、英国での登録制を行う一般医は、登録患者についてコロナ感染症の軽症、中等症、重症の患者トリアージを行って、コロナ診療に全面参加した。こうした、公衆衛生医としての機能もかかりつけ医には求められる。

④さまざまな登録制

さて一言でかかりつけ医の登録制と言っても、さまざまである。登録制の義務化は導入せず、診療報酬の上でのかかりつけ医を患者に選ばせる日本やドイツのような国から、登録制を導入して、その義務付けを行っている英国やフランスなどさまざまだ。しかも、登録制そのものについても、国によって異なる。患者の住居地によって登録する診療所が自動的に決まる英国のような国から、フランスのように居住地にかかわらず、一般医や専門医にかかわらず任意にかかりつけ医を選べるゆるやかな登録制までさまざまだ。

英国の登録制では、前述のように患者の住所地で自動的にかかりつけ医が決まるので、良い医者に当たるかどうかは、住所次第だ。このことから「郵便番号による宝くじ（postcode lottery）」と揶揄されていた。こうした批判から、現在は患者が地域の複数の診療所から1つを選択できるようになった。つまり、患者にかかりつけ医の選択の幅を持たせるようになった。

一方、フランスは英国の登録制よりずっとゆるやかだ。2004年から導入された16歳以上の患者のかかりつけ医の登録制では、前述したように患者は一般医・専門医のいずれもかかりつけ医として選ぶことが可能だ。またかかりつけ医は、前述のように患者の居住地域に関係なく選べるし、いつでも変更が可能だ。またかかりつけ医を経由しなくとも小児科、精神科、産婦人科、眼科、歯科については直接受診することができる。

ただそれ以外の診療科の専門医を紹介状なしに直接受診すると、7割という高い自己負担がかかる。しかし、かかりつけ医を通して紹介状を持って専門医を受診すれば、通常の3割負担ですむ。とくにフランスでは償還払い制度を取っている。この制度ではいったん全額を医療機関の窓口で自己負担で支払ったあと、後日保険より償還を受ける制度だ。このため一時的にせよ窓口負担額は高額となる。

⑤疾病管理

次に各国とも慢性疾患の管理、すなわち疾病管理をかかりつけ医の役割として取り入れている。疾病管理とは、特定の慢性疾患ハイリスク群に対し、生涯にわたり予防・診断・治療・リハビリテーションなどを組み合わせ、費用をコントロールしながら質の高い医療を提供するプロセスのことである。

各国とも人口の高齢化により、慢性疾患が増えたことから、疾病管理モデルを1990年代から2000年代にかけて導入しはじめた。

1990年から疾病管理モデルを導入したのは、米国である。米国では、保険会社が外注する疾病管理会社がその役割を担った。疾病管理会社は最盛期には150社ほど立ち上がる。疾病管理会社は、たとえば糖尿病、心不全、閉塞性呼吸器疾患など疾病別に得意分野を持って、慢性疾患の患者を対象とし、経験を積んだ看護師・薬剤師の疾病ケアマネージャーが、コールセンターを通じて患者フォローを行う。こうした活動により患者の疾病の重症化を防ぎ、入院医療費の低減に努めた。

しかし、こうした保険者主導の外部からの介入による疾病管理モデルは、米国では2000年に入ってから反省期に入る。それは保険者主導の単一疾患モデルの疾病管理では、複数の慢性疾患を持つ高齢者ニーズに対応できなかったこと、投資した資金に見合った医療費削減効果が得られなかったことによる。

このため米国では2000年に入ると疾病管理モデルから、伝統的な患者医師関係を基盤とする家庭医モデルへと回帰する。それが保健診療拠点である「メディカル・ホーム」や、そうした拠点をグループ化したアカウンタブル・ケア・オーガナイゼーション（ACO）である。

ドイツでは、2002年から疾病管理プログラムが公的保険に導入された。対象疾患は糖尿病、乳がんで、それに続いて冠動脈性疾患、気管支喘息、慢性閉塞性肺疾患が加わる。ドイツにおいて疾病管理プログラムを主導するのは、保険者である疾病金庫である。疾病金庫は、患者居住地の医師や病院などの医療提供者と契約して疾病管理プログラムを実施する。またその質の確保のために臨床指標が導入されている。

我が国においても、地域包括診療料・加算において、かかりつけ医が行うべき疾病管理として、高血圧症、糖尿病、脂質異常症、認知症、慢性心不全、慢性腎臓病（CKD）を挙げている。そして、生活習慣病管理料や糖尿病透析予防指導管理料で、療養計画書を作成し、疾病管理を診療報酬の上でも推奨している。

⑥かかりつけ医に対する成果払い方式（P４P）

こうしたかかりつけ医による疾病管理に対する支払方式として、各国で「成果払い方式（Pay for Performance：P４P）」の導入が２０００年ごろより始まる。P４Pの定義は、「高質の医療提供に対して経済的インセンティブを、EBMに基づいた基準を測定することで与える方法である。その目的は単に高質で効率的な医療にボーナスを与えることにとどまらず、高質の医療への改善プロセスを促すことにある」（米国医学アカデミー、２００６年）。

米国では２００１年から開業医グループ向けのP４P保険プランが始まる。EBMに基づく疾病別ガイドラインの順守状況に応じて、上位10％に対して成果報酬を与える方式である。そしてオバマ政権のときに導入されたアカウンタブルケアオーガナイゼーションでも、29の質指標が設けられてその質の担保が行われている。

英国ではこうしたP４Pを２００４年のブレア政権のときに、診療所の一般医に対する報酬体系へ大胆に導入する。第３章で見たように、英国で導入されたP４PはQOF（Quality and Outcomes Framework）と呼ばれている。具体的には、10の疾病グループに対して診療ガイドラインに基づく１４６の臨床指標の達成目標を設定して、その達成状況に応じて診療報酬を出来高で支払うという方式だ。

たとえば、糖尿病の臨床指標では、ある診療所で診療している糖尿病患者のうち、HbA1cが7％以下にコントロールされている患者が多ければ多いほど、診療点数がその診療所に付くという仕組みだ。英国では、もともと一般医に対する報酬は、登録した患者数に応じた人頭払いが中心だった。英国の人頭払いでは、前もってその地域の人口構成、慢性疾患の有病率などを計算して決められた報酬が支払われる。このため医療サービスの向上に対する医師の動機付けがされにくい。これに対してQOFでは、成績のよい一般医に対して高額の成果払いで対応した。ブレア政権のときには、なんとQOF導入に合わせて診療報酬が1・5倍にも引き上げられた。

こうした臨床指標を導入する支払方式は、フランスでも行われた。それが2011年の「公衆衛生の目標に応じた報酬支払」で、慢性疾患の継続管理の8指標、予防の12指標、効率性向上の9指標からなっている。この達成状況に応じて診療報酬ポイントが付くようになっている。

こうしたP4Pは東アジアにも広がっている。韓国や台湾でもこうした診療ガイドラインに基づく臨床指標を設定し、その達成状況に応じた支払方式を導入している。

一方、わが国では生活習慣病領域において、生活習慣病管理料や糖尿病透析予防指導管理料で、療養計画書に血圧、血糖、HbA1c、コレステロール値の現状と治療目標値等を記入することになっている。いわゆる報告することに対する報酬ということで、「報告に対する支払（Pay for Reporting）」にとどまっていて、さらに踏み込んで診療の成果を評価するP4Pにはまだ至っていない。しかし、回復期リハビリにおける機能的自立度評価法（FIM）の実績数値を報酬で評価するなど、広い意味でのP4Pは導入されている。

⑦医薬品の適正使用

各国、でかかりつけ医の医薬品使用についてのルール化が行われている。ルール化は、推奨医薬品リストであるフォーミュラリーを基に行われている。米国ではフォーミュラリーは保険者が作成し、フォーミュラリーに搭載された医薬品のみに保険償還を行う仕組みとなっている。

また、英国では地域の開業医と基幹病院の専門医、地域の薬剤師からなる薬剤審査委員会で、ジョイント・フォーミュラリーと呼ばれる地域フォーミュラリーを作成している。地域フォーミュラリーでは、生活習慣病を中心に同種同効の成分ごとに、第1選択、第2選択のような使用優先順位を示している。

また英国では、地域フォーミュラリーの実施状況についてもモニターされている。地域の医師の処方はすべて電子カルテを通しデータ化されており、診療所や地域別での処方動態が「データにより可視化」されている。

⑧標準化された電子カルテ

さて、こうしたかかりつけ医の診療活動を支え、診療報酬に反映させるために、各国ともかかりつけ医の電子カルテの標準化に取り組んでいる。まず米国では、メディカル・ホームの要件として、標準化された電子カルテ導入を行った。電子カルテを用い、血圧、検査値、予防サービスの実施状況を記録することや、病院や診療所外来など関連施設の体系的な連携を行うことや、退院後の服薬リストをチェックすること、電子処方を行うこと、治療成績のデータ収集を行うことが要件づけられている。そしてこうした電子カルテを装備することに対する報酬も設定している。

また英国でも同様で、ブレア政権のときに導入されたP4Pの一つであるQOFの際には、診療所には標準化された電子カルテが全英に一斉に導入された。導入された標準電子カルテでは、血圧、血糖値、コレステロール値など、検査値から喫煙教育などの予防医療の実施状況などを事細かく入力する項目があらかじめ設定されている。

この状況を筆者は、２００７年にサウスロンドンにある診療所を訪ねて見学したことがある。実際に診療所の電子カルテを開いて見学してみて感じたのは、すでに入力項目が患者ごとにテンプレート化されていて、プルダウンする項目を選択するだけで入力ができるので、日本の電子カルテのイメージとはだいぶ違っていた。もちろん、日本の電子カルテのように自由記述を行う電子カルテ部分もあるが、多くはテンプレート方式で、入力時間も慣れれば時間はかからないと思えた。

我が国でもかかりつけ医制度導入と同時に進めるべきは、こうした電子カルテの標準化と、多施設との連携で必要な情報データ交換の標準プロトコールの徹底だろう。このため２０２２年改定を議論した中医協では、生活習慣病に関する検査値データの収集について議論された。たとえば、代表的な生活習慣病である糖尿病、高血圧症、脂質異常症、慢性腎臓病（ＣＫＤ）の４疾患については、関係学会で、「生活習慣病コア項目セット」を定めている。項目セットでは、4疾患に共通した検査項目を網羅した20項目のデータセットとなっている。

また中医協では、こうした検査項目の報告様式としての電子カルテへの入力と、検査値の医療情報システムによる収集についての議論もなされている。それによると、まず検査値の入力に当たっては、電子カルテに医療情報交換の次世代標準フレームである、HL7FHIR の実装が求められる。ただ課題は、そもそも電子カルテの普及が２０１７年時点で、２００床未満病院では37％、一般診療所41・6％であることだ。こうした電子カルテ問題の解決策はあるのだろうか？　現在、デジタル庁はガバメントクラウドという大事業に取り組もうとしている。その中で電子カルテのクラウド化も構想されていくだろう。クラウド型の電子カルテを医療機関が取り込めば、システム更新も容易に行えるし、医療機関間の情報連携もたやすくなるだろう。こうした環境の中で電子カルテの標準化が実現していくことを期待したい。

⑨オンライン診療とかかりつけ医

オンライン診療やオンライン服薬指導などにおいても、かかりつけ医の存在が注目された。オンライン診療は当初、かかりつけ医や在宅医がオンライン診療に取り組むことがオンライン診療の要件とされた。日常的に患者を診て、患者情報を蓄積しているかかりつけ医や在宅医がオンライン診療の実施の要件とした。しかし、そのかかりつけ医や在宅医でも、初診からのオンライン診療は不可だった。

この要件は、その後コロナでの臨時的、特例的措置で緩和され、初診からのオンライン診療が解禁され、そして恒久化された。その際に、かかりつけ医あるいはかかりつけ医に準じて患者情報を入手できる立場の医師であれば、初診からのオンライン診療は可能となった。それ以外では、診療前相談で、オンライン診療の適否をトリアージすることになった。このようにオンライン診療の要件には、かかりつけ医であることが必須となっている。今後、かかりつけ医機能の要件に、オンライン診療が入ることは間違いないだろう。

またオンライン服薬指導も、当初はオンライン診療や在宅診療を行っている医師が発行した処方箋のみがその適応だった。しかし、これもコロナでの臨時的・特例的措置で、その他の医師にも解除され、これが恒久化した。

今後2023年より電子処方せんがスタートすると、オンライン診療、電子処方せん、オンライン服薬指導は、デジタル完結3点セットとして、かかりつけ医には必須のツールとなることだろう。クラウド電子カルテとともにかかりつけ医のデジタル化の実現が求められている。

⑩働き方改革とかかりつけ医

最後に医師の働き方改革とかかりつけ医を見ていこう。本章の冒頭でも見たように、日本勤務医の生産性はフランス、英国、ドイツに比べて著しく低い。その理由は以下の3つだ。

- **日本の医師の外来の負担が大きいこと**
- **日本では他職種（看護師その他）の病床当たりの職員数が少ないこと**
- **日本では医師の労働が未分化で他職種でも実行可能な仕事を医師自らが実施していること**

とくに日本の勤務医の外来負担が非常に大きいことが挙げられる。これは日本の病院が欧米の病院とその成り立ちの歴史が異なることが挙げられる。

欧米の病院は、もともと病者を収容した修道院がその起源で、医師は病院の外にいて、患者を病院に紹介し、病院の勤務医と一緒に診療するオープンシステムを取っていたことにある。このため病院はかかりつけ医からの紹介患者の入院患者を診るだけで、病院外来は一部の救急外来や専門外来を除いてきわめて外来規模が小さいのが普通だ。

一方、日本の病院は診療所がその規模を拡大してできたものなので、医師はもともと病院の中にいる。このため病院は自らの外来で患者を集め、入院につなげていた。こうした意味で日本の病院は、病院完結型のクローズドシステムが伝統的なシステムだった。このような歴史的な経緯の違いで、依然として日本の病院の外来は巨大で、勤務医の外来負担が大きい。

第1章の紹介受診重点病院の構想は、こうした日本の病院外来の在り方を大きく見直す契機となるだろう。紹介受診重点病院では、病院外来の受診患者を減らすことで、勤務医の働き方改革にもつながり、同時にかかりつけ医の機能分化をも促すことが期待される。

働き方改革は、2024年から本格スタートする。このときまでにかかりつけ医の法制化を目指したいものだ。

まとめ　かかりつけ医制度を実現するための10のポイント

以上、本書のまとめとして、かかりつけ医の制度化の課題のポイントについて以下の10のポイントを見ていこう。制度化に当たっては、以下のポイントを踏まえて段階を踏んで行うことが必要だと考える。

ポイント1　かかりつけ医の定義

これまで我が国でなされたかかりつけ医の定義を、以下に振り返ってみよう。１９８７年の旧厚生省の「家庭医懇談会」報告書、２０１３年８月の日本医師会と四病院団体協議会協（日本病院会・全日本病院協会・日本医療法人協会・日本精神科病院協会の四団体）合同のかかりつけ医に関する提言、２０２１年10月のプライマリケア連合会の「かかりつけ総合医」の定義、２０２２年４月の日本医師会のかかりつけ医の務め。

家庭懇談会の家庭医の機能は10項目、初期対応や日常疾患への対応、家庭背景の把握、紹介機能、健康相談、健康指導、チーム医療の調整、研修、十分な説明、必要なときにいつでも連絡がとれる体制などを骨子としている。

日本医師会と四病協のかかりつけ医の提言は４項目からなり、日常疾患をその生活背景も含め把握、保健指導、専門医との連携、夜間休日の対応、健診、保健活動など社会活動、医療福祉介護連携、在宅医療、患者家族へのわかりやすい情報提供など、現状を踏まえた提言となっている。

２０２１年10月11日、財政制度等審議会・財政制度分科会の有識者ヒアリングで、日本プライマリ・ケア連合学会の草場鉄舟理事長が以下の「かかりつけ総合医」制度を提案した。「かかりつけ総合医」は4項目からなり、パンデミック時にも機能するプライマリ・ケアシステムとして、国民が自分の健康管理に対応する選択をして登録し、専門医受診はかかりつけ総合医の紹介を原則とする。また、かかりつけ総合医の行う「総合的な健康管理」の対価として、登録住民数に比例する包括払いという踏み込んだ提案がその特徴だ。

日本医師会のかかりつけ医の務めは7項目からなり、かかりつけ医としての決意を示している。とくにデジタル化推進が目を引く。

制度化に当たっては、以上のようなかかりつけ医の定義を再整理し定義化し、明確化する必要がある。専門医への紹介などゲートキーパー機能を担う、健康問題の相談や健診に対応できる、コロナなどの有事にも対応できる、慢性疾患の管理を行う、休日・夜間診療に対応できる、在宅医療を推進する、看取りも行うなどの「かかりつけ医機能」を定義する。そして希望する患者を登録する。こうした定義を満たす医療機関をかかりつけ医療機関として法制化した上で、診療報酬でも評価する。

この定義化に当たっては、その評価のための指標設定も必要だ。かかりつけ医の機能の資源投入量やサービス提供量などで、かかりつけ医の機能を定量評価を行うための指標を設定する。

ポイント2 登録医制度

欧米各国のようにかかりつけ医の登録制を法制化すべきだ。登録が必要な理由は、まず専門医を紹介するゲートキーパーとしてのかかりつけ医の役割のためだ。さて一言でかかりつけ医の登録制と言っても、さまざまである。登録制の義務化は導入せず、診療報酬の上でのかかりつけ医を患者に選ばせる日本やドイツのような国から、登録制を導入して、その義務付けを行っている英国やフランスなどさまざまだ。しかも登録制そのものについても国によって異なる。英国のように、患者の住居地によって登録する診療所が自動的に決まる国から、フランスのように居住地にかかわらず、一般医や専門医にかかわらず任意に患者がかかりつけ医を選べるゆるやかな登録制までさまざまだ。

フランスはもともと日本と同じようにフリーアクセスの国だった。そのフランスにおいても2004年から登録制が導入された。ただ前述のようにフランスでは英国と違ってその登録制度はゆるやかだ。かかりつけ医を経由しなくとも、小児科、精神科、産婦人科、眼科、歯科については直接受診することができる。ただそれ以外の診療科の専門医を紹介状なしに直接受診すると、7割という高い自己負担がかかる。しかし、かかりつけ医を通して紹介状を持って専門医を受診すれば通常の3割負担ですむ。

一方、英国に学ぶべきは、大規模災害や感染症パンデミックなど、有事に当たっての公衆衛生医としてのかかりつけ医の役割だ。コロナのような感染症パンデミックでは、保健所や行政と共同する公衆衛生医としての役割を持つかかりつけ医の登録制が必要だ。

ポイント3　診療ガイドライン順守と成果払い（P4P：Pay for Performance）

かかりつけ医の生活習慣病に対する疾病管理について、現行の診療報酬に加えて成果払い方式も導入すべきだ。かかりつけ医の行う診療は、「科学的根拠に基づく医療（ＥＢＭ）」に基づいて行われるべきだ。そしてガイドラインを順守することを、診療報酬でも後押しする必要がある。それがガイドライン順守状況に応じた、診療報酬の支払い方式が成果払い（Ｐ４Ｐ）方式だ。たとえば英国では、２００４年からＰ４Ｐが診療所にも導入された。Ｐ４Ｐは10の疾病グループ、１４６の臨床指標ごとに診療ガイドラインに基づいて、標準的な達成目標数値を設定し、目標を達成すれば成果報酬が支払われるという方式である。10の疾患グループは①喘息、②がん、③慢性閉塞性肺疾患（ＣＯＰＤ）、④冠動脈疾患、⑤糖尿病、⑥てんかん、⑦高血圧性疾患、⑧甲状腺機能低下症、⑨重篤な長期療養を必要とする精神疾患、⑩脳卒中および一過性虚血発作よりなる。

実際に、我が国においても、地域包括診療料・加算においてかかりつけ医が行うべき疾病管理として、高血圧症、糖尿病、脂質異常症、認知症、慢性心不全、慢性腎臓病（ＣＫＤ）を挙げている。そして、生活習慣病管理料や糖尿病透析予防指導管理料では、療養計画書を作成し、疾患の治療目標を設定し、検査値を報告することを、診療報酬の上でも推奨している。これを一歩進めて、たとえば糖尿病の外来患者の登録を行い、その患者グループの中でHbA1cが７・０以下の糖尿病のコントロールが良い患者割合が多ければ多いほど、診療報酬のポイントが付くというＰ４Ｐを進めてはどうか？

なおこの導入に当たっては、患者登録用の標準化した電子カルテによる報告制度の導入が必要だ。患者を疾病ごとに登録して、その患者の検査結果などの治療成績を報告する。このための標準化された電子カルテ報告システムが必要だ。こうした電子カルテ報告システムの導入に当たっては、診療報酬によるインセンティブが必要だ。

ポイント4　適切な医薬品の使用

かかりつけ医の治療技術としては薬物治療がその多くを占める。このため診療ガイドラインに基づいた、適切な医薬品使用がかかりつけ医の要件となる。こうした医薬品の適正使用には、安全性、有効性、経済性の観点から、地域の第三者委員会が選んだ推奨医薬品リストである、「地域フォーミュラリー」による使用ルールが欠かせない。

こうした地域フォーミュラリーには、前述のように英国の地域フォーミュラリーが参考になる。英国では地域の開業医と基幹病院の専門医、地域の薬剤師からなる薬剤審査委員会で、ジョイント・フォーミュラリーと呼ばれる地域フォーミュラリーを作成している。

また英国では、地域フォーミュラリーの実施状況についてもモニターされている。英国では、地域の医師の処方はすべて電子カルテを通しデータ化されており、診療所や地域別での処方動態が「データにより可視化」されている。

ポイント5　かかりつけ医とDX

かかりつけ医の要件として、オンライン診療、電子処方せんなどDX（デジタルトランスフォーメーション）は必須だ。先の標準化された電子カルテから始まり、電子処方せん、オンライン診療、さらにバイタルサインや検査値を組み合わせたオンラインモニタリングも必要だ。

そしてかかりつけ医と患者間のオンライン化に加えて、専門医や看護師、薬剤師、栄養士の参加も得た、多職種連携を実現するオンライン診療連携が欠かせない。またオンライン診療は夜間、休日や非常時のかかりつけ医の診療にも欠かせない。

ポイント6 かかりつけ医とタスクシフト

勤務医の働き方改革から始まった他職種への業務移管（タスクシフト）であるが、かかりつけ医の領域にもタスクシフトが必要だ。とくに在宅医療では、休日夜間の医師の手薄なときに看護師へのタスクシフトが欠かせない。たとえば、在宅医療や訪問看護では、特定行為研修を修了した看護師が、医師の包括的指示のもと輸液行為などの医療行為を行うことができるようになった。こうした在宅医療・訪問看護領域からタスクシフトを行うことが必要だ。また今後、薬剤師についても医師と事前に定めたプロトコールに基づいて行う、共同薬物治療管理によりタスクシフトを進めるべきだ。このように、かかりつけ医の負担軽減のためのタスクシフトを促進することが、かかりつけ医の普及に欠かせない。

ポイント7 在宅医療

かかりつけ医の機能として、在宅医療を行うことは欠かせない。しかし、在宅医療では休日・夜間の対応がネックとなり、かかりつけ医への在宅医療の普及を妨げる要因となっている。こうした夜間休日の在宅医療の対応には、かかりつけ医が主治医・副主治医などの複数主治医を組む、あるいはかかりつけ医グループとして患者を登録し、休日夜間対応に取り組むべきだ。

現在の在宅療養支援診療所・病院では、在宅診療を複数の医師グループで行うことが日常的だ。一般の診療所の場合、医師グループを形成する際には、行政や医師会の仲立ちが必要だろう。また、休日・夜間のオンライン診療や、訪問看護師が補助するオンライン診療の在り方も休日・夜間の対応には必要だ。

ポイント8 終末期医療とACP

団塊の世代800万人の大死亡時代が迫っている。これまでは病院死が8割を占めていた。しかし、最近では在宅死の割合が増えている。これからはかかりつけ医にとっても、在宅死と向き合う終末期医療への関与が避けられない。このため、「人生の最終段階における医療・ケアの決定プロセスのガイドライン」である、アドバンス・ケア・プラニング（ACP）を行うことがかかりつけ医の要件となるだろう。

ポイント9 地域包括ケア医としてのかかりつけ医機能

地域包括ケアシステムでは、かかりつけ医の役割が必須だ。その役割をさらに明確にすべきだ。かかりつけ医は、日常行う診療のほかに、地域住民との信頼関係を構築し、健康相談、健診・がん検診、母子保健などの、地域保健等の地域医療を取り巻くさまざまな社会的活動、行政活動に積極的に参加することが求められる。

さらにかかりつけ医は、地域包括ケアシステムの構成メンバーとして、保健・介護・福祉関係者との連携も行う。また高齢者ばかりでなく、医療的ケア児を含む子供からお年寄りまでの全世代を対象に、医療サービス、介護サービス、障害サービスのすべてのサービスの連携を図ることがその役割だ。こうしたかかりつけ医の役割を、地域包括ケアシステムの中で法律的にも明確に位置付けていくべきだ。

ポイント10 患者、家族とのコミュニケーション機能

かかりつけ医機能を十分に果たすには、患者、家族とのコミュニケーション機能が欠かせない。専門用語を用いず説明し、理解と同意を得るための、患者、家族とのコミュニケーションスキルは高度な技術である。コミュニケーション研修や患者理解を促す資材も必要だが、医師以外の他職種や非専門家のメディエーターの仲介も必要だ。こうした患者、家族とのコミュニケーションについても明確なガイドラインの確立が必要だ。

最後にかかりつけ医の法制化の時期について考えて見よう。一つの区切りは2024年だ。2024年は第8次医療計画のスタート年、第9期介護保険事業計画のスタート年、働き方改革のスタート年、医師偏在計画のスタート年、診療報酬・介護報酬同時改定年、第4期医療費適正化計画のスタート年である。また、2024年は団塊世代800万人すべてが後期高齢者となる2025年の前年の大きな節目の年でもある。

このため遅くとも2024年には、かかりつけ医制度を医療法等の関連法の改正案を国会に上程して成立を図りたいものだ。かかりつけ医の法制化に向けて残された時間はわずかだ。ぜひかかりつけ医の法制化へ向けての準備を早めたいものだ。

武藤正樹（むとう・まさき）
社会福祉法人日本医療伝道会衣笠グループ相談役。
1949年神奈川県川崎市出身。1974年新潟大学医学部卒業、1978年新潟大学大学院医科研究科修了後、国立横浜病院にて外科医師として勤務。同病院在籍中厚生省から1986年～1988年までニューヨーク州立大学家庭医療科に留学。1990年国立療養所村松病院副院長。1994年国立医療・病院管理研究所医療政策研究部長。1995年国立長野病院副院長。2006年より国際医療福祉大学三田病院副院長・同大学大学院医療経営福祉専攻教授、2018年4月より同大学院医学研究科公衆衛生学分野教授。2020年7月より現職。政府委員としては、医療計画見直し等検討会座長（厚労省2010年～2011年）、中医協入院医療等の調査評価分科会会長（厚労省２０１２年～2018年）、規制改革推進会議医療・介護ワーキンググループ専門委員（内閣府2019年～2021年）。
著書は、『2025年へのカウントダウン～地域医療構想と地域包括ケアはこうなる～』（医学通信社2015年）、『2040年医療介護のデッドライン』（医学通信社2019年）、『新型コロナで医療が変わる』（日本医学出版2020年）、『医療介護の岩盤規制をぶっとばせ！』（篠原出版新社2021年）など多数。
◎趣味：スイミングと近所の円海山のウォーキング
◎好きな食べ物：三崎のまぐろとほうじ茶

〈連絡先〉
〒238－8588　神奈川県横須賀市小矢部２－23－１
社会福祉法人日本医療伝道会衣笠病院グループ　電話046-852-1182
メールmuto@kinugasa.or.jp

コロナで変《か》わる「かかりつけ医《い》」制度《せいど》

2022年9月30日　初版発行

著者　武藤正樹
発行者　和田智明
発行所　株式会社 ぱる出版

〒160-0011　東京都新宿区若葉1-9-16
03(3353)2835 — 代表　03(3353)2826 — FAX
03(3353)3679 — 編集
振替　東京 00100-3-131586
印刷・製本　中央精版印刷(株)

ISBN978-4-8272-1360-7　C0034